Klaus-Dieter Platsch

Die Medizin heilen

Für all diejenigen,
denen ein offener Dialog über eine
heilsame Medizin der Zukunft
am Herzen liegt

Klaus-Dieter Platsch

Die Medizin heilen

An der Schwelle einer neuen Gesundheitskultur

verlag
systemische
medizin

Zuschriften, Verbesserungsvorschläge und Kritik
Dr. med. Klaus-Dieter Platsch: www.integrale-medizin.net, info@integrale-medizin.net
Verlag Systemische Medizin AG
Müllerstraße 7 – 93444 Bad Kötzting
info@verlag-systemische-medizin.de

Wichtiger Hinweis für den Leser

Durch Forschung und klinische Erfahrungen unterliegen die Erkenntnisse in Medizin und Naturwissenschaften einem beständigen Wandel. Der Autor hat sorgfältig geprüft, dass die in diesem Werk getroffenen therapierelevanten Aussagen und Angaben dem derzeitigen Wissensstand entsprechen. Hierdurch wird der Leser dieses Werkes jedoch nicht von der Verpflichtung entbunden, ggf. auch anhand anderer Werke zu diesem Thema zu prüfen, ob die dort getroffenen Aussagen und Angaben von denen in diesem Werk abweichen. Der Leser trifft seine Therapieentscheidung in eigener Verantwortung. Ggf. erwähnte Produktnamen sind geschützte Marken oder eingetragene Markenzeichen der jeweiligen Eigentümer, Unternehmen oder Organisationen, auch wenn sie im Einzelnen nicht ausdrücklich als solche gekennzeichnet wurden.

Bibliografische Information der Deutschen Nationalbibliothek
Die Deutsche Bibliothek verzeichnet diese Publikation in der Deutschen Nationalbibliografie; detaillierte bibliografische Daten sind im Internet über <http://dnb.ddb.de> abrufbar.

Lektorat und Redaktion: Lisa Lorz, Bayreuth
Herstellung und Produktion: SZ Publishing Support, München
Vorstufe: inmedialo UG, Plankstadt bei Heidelberg
Druck und Bindung: Strauss GmbH, Mörlenbach
Umschlaggestaltung: Stefan Dangl, München
Titelfoto: Jürgen Fälchle/Fotalia LLC, New York

ISBN 978-3-86401-038-5

Aktuelle Informationen finden Sie im Internet unter www.verlag-systemische-medizin.de

Inhalt

Einführung

Eine Medizin des dritten Jahrtausends findet im Geist eines neuen integralen, alle Ebenen der Existenz umfassenden Bewusstseins ganz natürlich Antworten auf die Fragen nach dem heilsamen Umgang in Medizin und Forschung, mit den Patienten und unter den Menschen, die im Gesundheitssystem tätig sind. In diesem Licht beantworten sich Fragen der Ethik, Fragen nach Empathie, Wertschätzung und Verantwortung grundsätzlich neu.

Die gegenwärtige, schon lang anhaltende Krise der Medizin und des Gesundheitssystems scheint sich eher zuzuspitzen, als dass sie sich überzeugend und nachhaltig lösen würde, was zu einem nicht mehr übersehbaren und kaum noch tolerierbaren Leiden aller am System beteiligten Menschen führt. Alle bisherigen Lösungsversuche sind gescheitert: an Lobby-Interessen der verschiedenen, am Medizinsystem profitierenden Gruppierungen, an ökonomischen Interessen und Verteilungskämpfen, durch ideologisches Machtdenken und auch einfach nur an einem Mangel an Visionen, deren Entwicklung und Umsetzung Mut und Vertrauen auf dem Weg zu noch unerprobten Ufern verlangt. Es wird jedoch genau diese Visionskraft und den Mut zu Neuem brauchen, um zu wirklich tragenden Lösungen zu kommen – zu einer Vision, die sich auf ein grundsätzliches Umdenken, ein neues Bewusstsein der Verbundenheit stützen kann. Die Änderungen, die wir als betroffene Menschen in der Medizin und im Gesundheitssystem brauchen – ob als Kranke oder Gesunde, als Ärzte, Menschen anderer Heilberufe, medizinsiche Funktionäre oder politische Verantwortliche –, sind jetzt, nicht in einer fernen Zukunft notwendig. Die Zeit für ein integrales, alle Teile des gesamten Gesundheitspuzzles miteinander verbindendes, sinnvoll interagierendes und wertschätzendes Paradigma ist reif.

Wir stehen an der Schwelle einer neuen Gesundheitskultur. Sie zu überschreiten ist mein großes Anliegen.

Im aufsteigenden neuen Bewusstsein können die großartigen Errungenschaften der modernen Medizin in menschenwürdiger Weise zur Geltung kommen und sich neue medizinische Zugänge auf dem Boden von Bewusstseinsforschung und einem neuen Verstehen der Interaktionen von Bewusstsein und Materie entwickeln. Die heilsame Begegnung zwischen Arzt und Patient gewinnt ungemein an Bedeutung, denn in der vertrauens- und respektvollen Begegnung aktiviert sich ein immenses Heilungspotenzial, das mindestens ebenso bedeutend ist wie die Anwendung medizinischer Maßnahmen. Beziehung und Subjektivität sowie die Fragen nach Sinn und Bedeutung gehören ebenfalls in das neue Paradigma.

Eine Medizin des dritten Jahrtausends gründet auf der voranschreitenden Bewusstseinsentwicklung der Menschheit. Wir stehen inmitten eines Übergangs vom materialistisch-mechanistischen Welt- und Menschenbild hin zu einem integral-universellen Verständnis der Schöpfung und mit ihr aller Belange menschlichen Seins. Das bedeutet für die Medizin und Wissenschaft, die Grenzen der Materie und der Subjekt-Objekt-Trennung zugunsten einer grundlegenden Vernetzung aller Lebensaspekte zu erweitern, in der jedes Detail, jedes Atom, Molekül, jeder Organismus komplexere Ganzheiten immer höherer Ordnung und intelligenten Zusammenwirkens bildet.

Die gegenwärtigen Probleme der Medizin und die Sackgasse, in der die Gesundheitsversorgung steckt, lassen sich nicht mehr mit dem alten Denken lösen – einem Denken, nach dem der Mensch ein von allem anderen getrenntes und isoliertes Wesen sei, das nach Belieben die Welt wie eine Maschine manipulieren könne. Die anstehenden komplexen Fragestellungen der Medizin, die zum Beispiel das Zusammenwirken von konventioneller und komplementärer Medizin, das Zulassen eines somato-psycho-transpersonalen Menschenbildes oder die Akzeptanz des Bewusstseins als steuernde Information biologischer Prozesse und nonlokaler Phänomene in Heilungsvorgängen, die Raum und Zeit transzendieren, betreffen, werden erst auf der Grundlage eines integralen Verstehens, einer multiperspektivischen und zusammenschauenden Sichtweise möglich.

Verbundenheit von allem bedeutet, tief zu verstehen, dass wir alle *einer* Welt in *einem* Universum angehören. Durch diese Erkenntnis entwickeln sich neue, natürliche Formen eines heilsamen Miteinanders. Die in Medizin und Wissenschaft Tätigen und Verantwortlichen können in einer dem Ganzen dienenden Weise miteinander kooperieren und Einzelinteressen für ein gemeinsames Interesse zurückstellen.

Der neue Bewusstseinsstrom führt die Menschen über ihre personale Identität in das Erkennen ihrer transpersonalen Dimension hinaus in eine Welt von Vernetzung, Verbundenheit und umfassendem Bewusstsein. Auf dieser Erfahrungsebene treten egozentrische Strukturen zurück und lassen so Raum für wirklich Neues.

Die ersten Anfänge sind sichtbar – eine neue Medizin am Horizont.

1 Herausforderungen der gegenwärtigen Krise der Medizin

Unsere Probleme lassen sich nicht auf der Ebene,
auf der sie entstanden sind, lösen.

Albert Einstein

Es ist kein Geheimnis – unser Gesundheitssystem ist in einer schweren Krise und droht zu kollabieren.

Es geht nicht darum, Sündenböcke ausfindig zu machen und Schuldige für die Misere festzumachen. Es geht nicht um Anklagen oder Anprangern. Es geht darum herauszufinden, was das Verbindende ist, das allen Beteiligten helfen und aus der Krise führen kann. Natürlich ist es notwendig, die Dinge beim Namen zu nennen, um die gegenwärtige Situation der Medizin und des Gesundheitssystems klar zu umreißen und so einen Ausgangspunkt für neue Überlegungen und Visionen der Gesundheitsversorgung zu bestimmen. Und das Benennen kann erst dann fruchtbar werden, wenn es in einer respektvollen und wertschätzenden Art und Weise – auch und vor allem anderen Standpunkten und Perspektiven gegenüber – geschieht. Wenn wir alle davon ausgehen können, dass jede eingenommene Perspektive einen Hintergrund und eine Geschichte hat, die sie verstehbar werden lässt und die es deshalb wert ist, mitgeteilt zu werden.

So leistungsstark und hochkarätig die Medizin unserer westlichen wohlhabenden Gesellschaften ist, fest steht, dass sie in ihrer immensen Vielfältigkeit und mit ihren medizinischen und technologischen Errungenschaften kaum noch finanzierbar ist. Keine der Gesundheitsreformen der vergangenen Jahrzehnte hat je diesen Namen verdient, denn es ging immer nur um das Stopfen der Finanzlöcher, was eine immer weiter überbordende Bürokratie zu Folge hatte.

Nun sollte man meinen, dass Menschen, die von einem solch potenten und weltweit einmaligen und hervorragenden Gesundheitssystem und einer erstklassigen Hochleistungsmedizin profitieren, über die Maßen glücklich und zufrieden sind. Weit gefehlt. Es zeigt sich ein ganz anderes Bild: Fast alle an der Gesundheitsversorgung und am Gesundheitssystem beteiligten und sie mitgestaltenden Menschen – Patienten, Ärzte, medizinisches Fachpersonal, Vertreter der Fachverbände, Kammern, der Kassenärztlichen Vereinigungen und der Krankenkassen sowie Marketing- und Finanzexperten und Politiker – scheinen beträchtlich am und im System zu leiden.

Die Not scheint der gemeinsame Nenner zu sein – und für mich liegt darin ein bisher unterschätztes Potenzial für einen Motivationsschub, um alle Beteiligten dafür zu gewinnen, sich neuen Perspektiven und Visionen zu öffnen. Vor dem Hintergrund des allgemeinen Leidens, von Unzufriedenheit und Frustration stellen sich grundsätzliche Fragen: Gibt es ein übergeordnetes Thema der Unzufriedenheit, das alle, das gesamte System, betrifft, und das nicht oder zu wenig Beachtung findet? Und wenn ja, wie lässt sich dieses Thema benennen? Gibt es blinde Flecken im Medizin- und Gesundheitsversorgungssystem? Gehen wir von überholten und nicht mehr geeigneten Prämissen für ein gelingendes Gesundheitssystem aus? Worin liegen die „Denkfehler"? Welche neuen Strategien und Perspektiven könnten helfen, die Grenzen zu überwinden, an die wir gestoßen sind? Und müssen diese neuen Perspektiven nicht von grundsätzlicher Natur sein, wenn sie alle Facetten des Medizinsystems und der Gesundheitsversorgung zu einem Besseren wenden sollen? Welche Visionen könnten die Medizin und mit ihr das Gesundheitssystem zu einem wirklichen Ort der Gesundung und Heilung werden lassen? Wie können wir lernen umzudenken – neu zu denken – für eine heilsame und den Menschen würdigende und nutzende Medizin, eine Medizin, die dem Gemeinwohl und dem Einzelnen dient?

Die medizinische und gesundheitspolitische Krise ruft eindringlich nach neuen Perspektiven, nach einem neuen Denken, nach heilsamen Visionen. Mit unseren bisherigen Ansätzen kommen wir als Gesellschaft offensichtlich nicht weiter, sind wir gescheitert. So braucht es augenscheinlich neue, unsere bisherigen Perspektiven überschreitende Ansätze. Denn „unsere Probleme lassen sich nicht auf der Ebene [lösen], auf der sie entstanden sind", wie Albert Einstein sagt.

Krank machende Rahmenbedingungen

Medizin nach Marktgesetzen

Unsere Medizin und unser Gesundheitssystem sind ein Spiegelbild der gesellschaftlichen Prämissen und Werte des industrialisierten Westens. Fast mantraartig werden Wirtschaftswachstum, Marktorientierung und Gewinnmaximierung als die Eckpfeiler der „gesunden" und florierenden Gesellschaft beschworen. Alles hat sich dieser vermeintlichen Gesetzmäßigkeit unterzuordnen – auch gesellschaftliche Werte wie Solidarität, ebenso die Ethik und die Kultur. Fast alles scheint sich an Gewinn und Kostenentwicklungen zu messen. Selbst die Gesundheitsreformen der Bundesregierungen – unabhängig davon, welche politische Kraft sie gerade gestellt hat – sind fast immer reine Budget-Reformen gewesen. „Vor 30 Jahren begann die Reform der Sozialversicherungssysteme mit dem ‚Krankenversicherungskostendämpfungsgesetz', das durch immer schneller nachfolgende und erfolglose Gesetze abgelöst wurde. Am Anfang wurde noch gespöttelt, man solle den Begriff ‚Gesundheit' nicht wörtlich nehmen, es handele sich nicht um die Gesundheit der Bevölkerung, schon gar nicht um die einzelnen Versicherten, es gehe schließlich um die finanzielle Gesundung der Versicherungssysteme. Einen vorläufigen Endpunkt stellt das sogenannte Wettbewerbsstärkungsgesetz (WSG) dar, das ehrlicher ist als seine kurzlebigen Vorgänger. Es sagt, um was es geht: nicht mehr um Verbesserung der gesundheitlichen Versorgung bzw. der Gesundheit der Bevölkerung, sondern allein um die Stärkung des Wettbewerbs."[1]

Mensch und Gesundheit lassen sich jedoch nicht nach diesen Prämissen bemessen. Richtet sich die medizinische Versorgung an Marktinteressen aus, werden aus Patienten Kunden und aus Ärzten Verkäufer. Viele Marketingstrategien für Arztpraxen und Krankenhäuser stehen genau vor diesem Dilemma. Dabei wird geflissentlich außer Acht gelassen, dass sich die Arzt-Patienten-Beziehung ändert, wenn Denkmuster aus der Geschäftswelt auf die Medizin übertragen werden. „Preisschilder bestimmen dann den ärztlichen Alltag und schaffen ein stetes Achten auf Kosten und Finanzierung. Ärzte werden routinemäßig mit Gewinn- und Verlustberichten konfrontiert, die ihre Aktivität widerspiegeln und statistisch die Kosten-Nutzen-Relation ihrer Arbeit bemessen."[2]

Sinnkrise bei Ärzten

Immer mehr Menschen in der Gesundheitsversorgung stellen sich die Frage nach Sinn und Sinnhaftigkeit ihres Tuns unter dem immer bestimmenderen Eindruck von Kommerzialität und bürokratischen Regelwerken, die sie mehr und mehr von ihren ursprünglichen Tätigkeiten und Idealen entfernen, mit denen sie in ihre Berufe gegangen sind. Nicht wenigen gehen inzwischen die Luft und die Geduld aus. Unmut äußert sich in allen Bereichen und schwillt zu einem Orkan an.

Niedergelassene Ärzte sehen sich in zweifacher Hinsicht in der Bredouille: Einerseits sehen sie sich zunehmend in ihrer freien Berufsausübung eingeschränkt, andererseits fühlen sie sich immer stärker einer finanziellen Unsicherheit und Unplanbarkeit ausgesetzt. Die beruflichen Rahmenbedingen haben sich in den vergangenen Jahren für alle Ärzte, vor allem aber für den ärztlichen Nachwuchs deutlich verschlechtert – durch hohe Arbeitsbelastung, lange Arbeitszeiten einschließlich vieler Bereitschaftsdienste, eine daran gemessen zu geringe Bezahlung, die erschwerte Vereinbarkeit von Beruf, Familie und Freizeit sowie weiterhin stark hierarchische Strukturen in den Universitäten und Krankenhäusern. Aus eben diesen Gründen entscheiden sich immer mehr junge Ärztinnen und Ärzte, lieber im Ausland ihrem Beruf nachzugehen. Von den Folgen des fehlenden Nachwuchses sind in erster Linie die ländlichen Regionen Deutschlands betroffen.

Die große Beteiligung an der Abstimmung über den Systemausstieg der bayerischen Hausärzte, mit der sie im Jahr 2010 in großer Einigkeit kollektiv ihre kassenärztlichen Zulassungen zurückzugeben versuchten, ist das untrügliche Zeichen einer sich zuspitzenden Krise in der Gesundheitsversorgung und einer zunehmend verfahrenen Konfliktsituation der betroffenen Parteien – Kassenärzte, Krankenkassen und Kassenärztliche Vereinigungen. Wie groß muss der Druck bei den niedergelassenen Ärzten sein, wenn mehr als 30 Prozent der Hausärzte in Bayern gewillt sind, mit ihrer Zulassung auch ihre finanzielle Absicherung abzugeben und sich auf eine ungewisse berufliche Zukunft einzulassen? Und das obwohl die meisten hohe laufende Kosten und Schulden bei den Banken für ihre Praxen aufgenommen haben.

Mehr Gewicht als die bloße Frage nach der Honorarverteilung haben für viele Ärztinnen und Ärzte die immer stärker werdenden Einschränkungen der freien Berufsausübung. Auch wenn es den meisten niedergelassenen Ärzten finanziell gut geht, so hat doch in den letzten Jahren ein Praxissterben um sich gegriffen, das vor allem Fachgruppen und Praxen betrifft, die sich der „sprechenden" Medizin und der Pflege der Patientenzuwendung verpflichtet fühlen – Qualitäten, die in der ärztlichen Gebührenordnung und im einheitlichen Bewertungsmaßstab (EBM) der Krankenkassen völlig unzureichend honoriert werden. Um finanziell überleben zu können, haben sich nicht wenige Hausärzte entschieden, mit den Krankenkassen Hausarztverträge abzuschließen, die eine höhere Honorierung und eine Lotsenfunktion im ambulanten Bereich ermöglichen. Daran gekoppelt sind jedoch auch bestimmte Auflagen wie die Teilnahme an den Disease-Management-Programmen (DMP) für chronisch Kranke und die Ausrichtung der Therapie an evidenzbasierten therapeutischen Leitlinien. DMP und Leitlinientherapie sind jedoch sehr umstritten und werden eigentlich nur wegen der besseren Bezahlung, die dringend benötigt wird, mehr oder weniger widerwillig akzeptiert.

Disease-Management-Programme (DMP)

Die Grundidee der Disease-Management-Programme klingt zunächst nicht schlecht: Man versucht, möglichst viele Patienten, die unter den großen Volkskrankheiten wie Diabetes mellitus, chronisch-obstruktiver Lungenkrankheit oder koronarer Herzkrankheit leiden, in standardisierte Diagnose- und Therapieprogramme einzuschleusen, um sie nach den neuesten wissenschaftlichen Leitlinien behandeln zu können. Die Strukturierung der Behandlungsabläufe sieht in der Theorie gut aus, auch wenn sie ihren Preis hat. Auf lange Sicht rechnen die Krankenkassen jedoch dank erhoffter, geringerer Kosten für die Behandlung der Spätfolgen mit einer großen Ersparnis. Soweit die Idee – nur ist dieser Spareffekt bisher noch keineswegs erwiesen.

Viele Ärzte werden mit diesen Programmen nicht froh, weil sie kaum noch Möglichkeiten haben, ihre Patienten individuell zu behandeln. Gewöhnlich verlangt eine gute ärztliche Behandlung die Berücksichtigung der individuellen Patientensituation. Es ist zum Beispiel wichtig, gleichzeitig bestehende Erkrankungen und deren Medikation mit ins Behandlungskonzept einzuschließen, den gesundheitlichen Allgemeinzustand und die aktuelle Lebenssituation zu berücksichtigen sowie die Akzeptanz der vorgeschlagenen Behandlung durch den Patienten und seine Bedürfnisse und Voraussetzungen für die Therapie zu überprüfen. Eine Therapie nach Leitlinien, die auf Statistik basieren, kann den notwendigen individuellen Patientenbezug nicht gewährleisten. Außerdem fallen mit den therapeutischen Leitlinien und den Disease-Management-Programmen alternative und komplementäre Therapiemöglichkeiten völlig unter den Tisch, die oft genauso gut oder unter Umständen sogar besser wirken und von Ärzten und Patienten wegen ihrer besseren Verträglichkeit in vielen Fällen bevorzugt werden. Dazu kommt, dass der therapeutische Nutzen der DMP noch nicht einmal nachgewiesen ist. Im Gegenteil kommt eine aktuelle Studie des wissenschaftlichen Instituts der TK für Nutzen und Effizienz im Gesundheitswesen zu dem Schluss, dass es keinen nachweisbaren Nutzen des DMP bei Diabetes mellitus vom Typ 2 (DMP T2DM) gibt. Es gab keinen Unterschied zwischen den Patienten des DMP und einer Kontrollgruppe: „Das DMP T2DM ist in der momentan in Deutschland praktizierten Form nicht ausreichend effektiv. Insgesamt ist ein medizinischer Nutzen durch die DMP-Teilnahme nicht klar erkennbar." Nur kostenintensiver sind die Programme, wie dieselbe Studie belegt: Die DMP-Teilnehmer haben mehr Arzneimittelverordnungen eingelöst, häufiger die niedergelassenen Ärzte konsultiert und mehr ärztliche Leistungen in Anspruch genommen als die Kontrollgruppe.[3]

Verlust der therapeutischen Freiheit durch Leitlinientherapie

Therapieleitlinien gewinnen an Bedeutung und schränken zunehmend die ärztliche Therapiefreiheit ein, was von den Ärzten ebenfalls oft beklagt wird. Vielfach scheint die Leitlinientherapie zu massiv einzugreifen und vermehrt zu unerwünschten Nebenwirkungen zu führen – vor allem bei älteren Menschen, die doch den größten Anteil an Diagnosen stellen, auf die sich Leitlinien beziehen. Viele ältere Menschen sind polymorbid. Würde man all ihre Krankheiten nach den fachärztlichen Richtlinien behandeln, wäre die Anzahl der einzunehmenden Medikamente kaum noch zu überblicken und für die Patienten erst recht nicht zu verkraften. Schlimmer noch: Das komplexe Zusammenspiel der vielen pharmakologischen Substanzen und ihrer Wirkungen sowie der Potenzierung der Nebenwirkungen wird unüberschaubar.

Schon vor mehr als 30 Jahren in meiner Anfangszeit als Arzt sind oft ältere Patienten mit einer Vielzahl verschiedener Medikamente in die Klinik aufgenommen worden. Als Internist bekam ich deshalb viele Patienten mit Medikamentenintoxikationen zu sehen. Meist kamen sie in einem extrem schlechten Allgemein- und Ernährungszustand, der sich durch das Weglassen der Medikamente meist schnell besserte. Mit dem Abklingen der vielen Medikamentennebenwirkungen kam der Appetit wieder, die Patienten erholten sich relativ schnell und konnten dann mit einer maß- und sinnvollen, möglichst überschaubaren Medikation wieder nach Hause entlassen werden.

Es muss auch nicht immer jede Volkskrankheit behandelt werden, vor allem dann nicht, wenn die eingeschlagene Therapie zu einer Verminderung der Lebensqualität führt. „Oft bestimmt die Summe der Nebenerkrankungen die Lebensqualität stärker als eine einzelne Grunderkrankung, für welche die Leitlinie gilt", sagt Georg Ertl, Vorsitzender der Deutschen Gesellschaft für Innere Medizin.[4]

Die Leitlinien der Fachverbände gehen inzwischen weit über den Status von Therapieempfehlungen hinaus, und man kann sich des Eindrucks nicht erwehren, dass sie auch Lobbyinteressen der Industrie und Verbände dienen und mit ihnen Machtpositionen ausgefochten werden. Leitlinien finden inzwischen auch als Richtlinien vor Gericht Anwendung und gelten als Maßstab für „richtiges" ärztliches Handeln. „Aus haftungsrechtlicher Sicht ist der fachärztliche Standard für die Qualität der ärztlichen Behandlung maßgebend [...]. Die individuellen Eigenschaften des jeweils behandelnden Arztes, insbesondere seine Fähigkeiten, Kenntnisse und Erfahrungen bleiben bei der Beurteilung der Fahrlässigkeitsfrage grundsätzlich unberücksichtigt."[5]

Machen aber nicht gerade die Fähigkeiten, Kenntnisse und Erfahrungen des Arztes die Qualität ärztlichen Handelns aus? Ich meine, fast alle Ärzte können aus eigener Erfahrung bestätigen, dass ärztliches Handeln oft zu sehr individuellen Wegen in der Therapie findet – finden muss. Wege, die nicht unbedingt statistisch basierten Leitlinien entsprechen. Wie kann es da sein, dass Ärzte, die von den Vorgaben der Leitlinien oder der Disease-Management-Programme abweichen, Gefahr laufen, von den Krankenkassen unter Rechtfertigungsdruck zu geraten?

Versorgungsleitlinien wurden bislang zu Krankheiten wie Asthma, chronisch-obstruktive Lungenkrankheit, Diabetes mellitus vom

Typ 2 mit Netzhaut- und Fußkomplikationen und koronarer Herzkrankheit erarbeitet. In Arbeit sind Empfehlungen zu Depression, Herzinsuffizienz, Kreuzschmerz und Diabetes mellitus vom Typ 2 mit Nephropathie und Neuropathie. Hierzu ist anzumerken, dass Leitlinientherapie die Behandlung nicht verbessert hat.[6] Vielmehr führte sie zu einer ökonomischen Verschlechterung bei gleicher medizinischer Wirksamkeit.[7]

Viele Ärzte beschäftigt die Frage, wie weit ihre therapeutische Freiheit eingeschränkt wird und ob sie unter Umständen sogar mit juristischen Konsequenzen rechnen müssen, wenn sie therapeutische Wege, die von den empfohlenen Leitlinien abweichen, im individuellen Fall für richtig erachten und einschlagen. Das ist eine brisante Frage, die besondere Relevanz für all diejenigen hat, die im Bereich der komplementären Medizin, der Naturheilkunde, der Homöopathie, der Akupunktur und ähnlicher Methoden tätig sind. Leitlinien schränken das therapeutische Spektrum ausschließlich auf den derzeit gültigen Mainstream der konventionellen Medizin ein, die sich in erster Linie als Organmedizin auf dem Boden empirisch-molekularer Erkenntnistheorien versteht. Medizin wird als Naturwissenschaft verstanden und alle medizinischen Maßnahmen müssen den wissenschaftlichen Forderungen und Kriterien einer evidenzbasierten Medizin (EbM) entsprechen und standhalten.

Evidenzbasierte Medizin (EbM)

Die EbM gibt einen hohen wissenschaftlichen Standard zur Bewertung medizinischer Studien für Diagnostik und Therapie vor. Der Goldstandard ist die randomisierte, placebokontrollierte Doppelblindstudie: Die zu untersuchende Probandengruppe (Verumgruppe) und das Kontrollkollektiv werden nach dem Zufallsprinzip bestimmt, die Verumgruppe erhält die zu untersuchende Therapie, die Kontrollgruppe eine Scheintherapie (Placebo). Weder Untersucher noch Probanden wissen, wer zur Verum- bzw. zur Kontrollgruppe gehört. Dieser Standard ist zur Bewertung von Arzneimittelwirkungen gut geeignet. Weniger geeignet ist er für Studien über nicht-medikamentöse Therapien, weil die Durchführung einer geeigneten Placebotherapie sich hier oft schwierig gestaltet (zum Beispiel ist eine Scheinakupunktur nicht einfach durchzuführen). Aus diesem Grund mangelt es naturgemäß an validen Studien zu nicht-medikamentösen Therapien.

Allerdings soll hier nicht unerwähnt bleiben, dass die von der konventionellen Medizin geforderten Studienstandards auch von ihr selbst kaum erfüllt werden. Schätzungsweise nur etwa 15 bis 25 Prozent aller medizinischen Maßnahmen der konventionellen Medizin sind evidenzbasiert. Dessen ungeachtet wird gerade von den Methoden der Komplementärmedizin mit besonderem Nachdruck der Wirkungsnachweis nach den Kriterien der EbM eingefordert. Aufgrund dieser hohen Messlatte sind inzwischen einige komplementäre Methoden wie beispielsweise die Akupunktur oder die Homöopathie besser und eindeutiger belegt als viele medizinische Maßnahmen der westlichen Standardmedizin, die nicht selten unhinterfragt und aus historischen Gründen, quasi aus lieber Gewohnheit, als richtig empfunden und gehandhabt werden, ohne dass sie je einen evidenzbasierten Wirkungsnachweis erbringen mussten. Nur ein Beispiel von unzähligen sind Diäten für Diabetiker: Jahrzehntelang wurden Diabetiker ohne ausreichende Evidenz mit strengen glukosefreien Diäten behandelt, einfach weil man das für schlüssig hielt. Heute können Diabetiker durch Anpassung der Insulinbehandlung Normalkost essen. Erst kürzlich wurde beschlossen, die Diabetikerkennzeichnung für Lebensmittel aufzuheben, da sie nicht mehr gebraucht wird und einige Diabetikernahrungsmittel sogar gesundheitsgefährdende Inhaltsstoffe enthalten.

Bei den Anforderungen des EbM-Standards liegt eine offensichtliche Ungleichbehandlung der konventionellen Schulmedizin und der komplementären Therapieformen vor, die einer der Gründe für viele Grabenkämpfe zwischen ihren Vertretern ist.

Medizinische Leistungen werden nur dann von den Krankenkassen bezahlt, sofern sie vom Gemeinsamen Bundesausschuss (G-BA) als wirksam klassifiziert werden. Entscheidungsgrundlage ist zunehmend der Standard der EbM. Werden Arzneimittel durch den G-BA zugelassen, werden sie damit erstattungsfähig. Voraussetzung ist lediglich der Nachweis der Wirkung, nicht jedoch der Nachweis des Nutzens für den Patienten.

Die Dominanz der evidenzbasierten Medizin löst allerdings nicht nur Euphorie aus, sondern auch vielseitige Kritik. Die Kritiker bemängeln hauptsächlich, dass angesichts der evidenzbasierten, statistischen Studienergebnisse das Individuum und die Individualität einer therapeutischen Situation auf der Strecke blieben. Der Glaube an die „Allmacht der evidenzbasierten Medizin"[8] lässt bisweilen vergessen, dass es unmöglich ist, die Wirkung eines Medikaments bei einem Krankheitsbild und gleichzeitig bei der Behandlung eines individuellen Patienten zu bewerten.[9] Dieselben „inhärenten Beschränkungen und Fallstricke" gelten für das Design vieler Studien mit engen Einschlusskriterien wie zum Beispiel die MADIT-Studie zur Verhütung des plötzlichen Herztodes mit implantiertem Defibrillator.[10]

Für die meisten Diagnosen gibt es keinen evidenzbasierten Goldstandard. Da sind immer noch primäre ärztliche Qualitäten gefragt wie Erfahrung, Intuition, Menschenkenntnis und gesunder Menschenverstand, das gewissenhafte Abwägen von Nutzen und Schaden einer Maßnahme und die ebenso sorgfältige Auswahl aus verschiedenen therapeutischen Möglichkeiten. Diese Fähigkeiten drohen verloren zu gehen, je mehr sich die Medizin auf Statistiken, Leitlinien, Programme und computergestützte Hilfen und Informationen verlässt. Umso mehr sollten diese Fertigkeiten bereits im Medizinstudium ausgebildet und gefördert werden.

Auch die besten Studien sind nicht ohne Weiteres eins zu eins auf die medizinische Versorgung zu übertragen. Gerade bei nicht-medikamentösen Behandlungen stellt sich die Frage, wie viel der Wirksamkeit entfaltet sich durch die angewandte Methode oder Technik und welchen Anteil an der Wirkung hat die Fertigkeit des Anwenders. Hartwig Bauer, der langjährige Generalsekretär der Deutschen

Gesellschaft für Chirurgie, weiß, welche Herausforderung es im Rahmen von Studien ist zu analysieren, welche Technik die überlegene ist und welchen Einfluss das Können der Operateure auf die Beurteilung hat. Es ist leichter zu zeigen, dass eine neue Technik die gewünschte Wirkung hat, als zu belegen, dass sie von Nutzen für den Patienten ist.[11]

Viele Ärzte und Patienten sind enttäuscht von Studienergebnissen, weil sie so weit von der Versorgungsrealität entfernt sind, und umgekehrt sind die Wissenschaftler oft verärgert, wenn ihre Erkenntnisse nicht in Therapieentscheidungen einfließen. Karl Wegscheider, Leiter des Instituts für Medizinische Biometrie und Epidemiologie am Universitätsklinikum Hamburg-Eppendorf tritt dafür ein, je nach Fragestellung unterschiedliche Studienarten zu forcieren und sich nicht nur auf Arbeiten der höchsten Evidenz zu stützen, da bei evidenzbasierten Studien mehrere Transferprobleme zu beobachten sind:

- Sie treffen Aussagen über Kollektive, nicht über Individuen.
- Sie machen statistische Aussagen, die durch Unschärfe charakterisiert sind.
- Studienaussagen gelten nicht für alle Settings, nicht notwendigerweise für alle Untergruppen, und schon gar nicht für die Ewigkeit.[12]

Last der Bürokratie

Viel Unmut im Gesundheitswesen rührt aus einer überbordenden Bürokratie her. Bei den Ärzten gilt das für die niedergelassenen ebenso wie für die Krankenhausärzte. Schätzungsweise ein Drittel der Arbeitszeit geht in berufsfremde Tätigkeiten auf, in erster Linie in Verwaltungs- und Dokumentationsarbeiten. Jede Arzt-Patienten-Begegnung hat die Kodierung der gestellten Diagnosen nach dem Kodierschlüssel der ICD-10 zur Folge. Gerade läuft eine neue Welle von Kodierrichtlinien auf die Ärzteschaft zu, deren Einführung und Umsetzung etwa eine Milliarde Euro kosten wird. Sinnvoll sind die kodierten Diagnosedaten nur, wenn sie zuverlässig und replizierbar sind und somit als Grundlage für wirtschaftliche und gesundheitspolitische Entscheidungen dienen. Die Kodierung ist mühsam und zeitraubend. Da von den kodierten Diagnosen die Honorierung der Leistungen abhängt, werden sie von den Ärzten gezwungenermaßen gemacht. Das führt natürlich nicht zu den besten Ergebnissen, denn es werden diejenigen Diagnosen ausgewählt, die dazu berechtigen, mehr Leistungen zu erbringen. Damit werden immer mehr Patienten formal kränker gemacht als sie sind und vor allem auch zu chronisch und psychisch Kranken. Den Krankenkassen ist das nur recht, denn für chronisch kranke Menschen bekommen sie mehr Geld aus dem Gesundheitsfonds der Krankenkassen. Bei Einführung des Gesundheitsfonds und des Strukturausgleichs der Krankenkassen waren sich einige Krankenkassen nicht zu schade, in den Praxen anzurufen, um die Ärzte dafür zu gewinnen, möglichst viele Chroniker-Diagnosen zu kodieren.

So wundert es nicht, wenn die von Rosemarie Wockenfuß vor Kurzem veröffentlichte und mit einem Forschungspreis ausgezeichnete Dissertation nachweist, dass die Kodierung, die ein beträchtliches Maß an Bürokratie bedeutet und finanziell aufwendig ist, wertlose Daten liefert, die unzuverlässig und nicht replizierbar sind. Die Autorin untersucht anhand der Ergebnisse der Sächsischen Epidemiologischen Studie in der Allgemeinmedizin, ob die ICD-10 den Anspruch der Reliabilität zur Darstellung der Morbidität erfüllen kann. Im Ergebnis zeigt sich, dass bereits ab der dritten ICD-Stelle unterschiedlich kodiert wird. Die normale Kodierung erfolgt über fünf Stellen (A00.00). Gründe dafür sind neben Interpretationsproblemen auch der nicht unerhebliche Zeitaufwand für die Verschlüsselungsaufgaben, die nicht honoriert werden. Der einzelne Arzt verwendet real weniger als zehn Prozent der verfügbaren Kodes.[13] Das schlechte Ergebnis hindert die Führung der Kassenärztlichen Vereinigung jedoch nicht daran, an dem Projekt festzuhalten.

Krank machende Rahmenbedingungen

Trotz all dieser Ungereimtheiten und Belastungen mögen die meisten Ärztinnen und Ärzte ihren Beruf – mehr als 69 Prozent aller Niedergelassenen würden wieder ihren Beruf ergreifen, wenn sie noch einmal vor die Berufswahl gestellt würden. Allerdings steht dem eine gleich große Zahl von Ärzten gegenüber, die über ihre Arbeitsbedingungen nachhaltig frustriert ist. Es ist allein die Tatsache, dass sie ihre Arbeit mit den Patienten mögen, die sie über so manche Frustration wegen immer schmalerer Budgets und stetig zunehmender Bürokratie hinwegsehen lässt. Dennoch würde fast ein Drittel heute nicht mehr den Arztberuf wählen, weil sich viele Ärzte durch Budgetdruck, Ausgabenbeschränkung und Regressandrohungen in ihrer Entscheidungsfreiheit eingeschränkt fühlen. Fast drei Viertel der niedergelassenen Ärzte sind der Meinung, dass die Therapiefreiheit nicht mehr gewährleistet ist.[14]

Vor diesem Hintergrund tragen Ärzte und Pflegende ein erhebliches Burnout-Risiko. Die auslösenden Faktoren sind vielfältig:

- Stress und Zeitdruck.
- Hohe emotionale Belastung, die oft mangels fehlender emotionaler und sozialer Kompetenz nicht ausreichend verarbeitet werden kann.
- Druck durch zu starke Verantwortung und Angst vor Fehlern.
- Druck durch rigide hierarchische Strukturen.
- Fehlende Eigenwahrnehmung mit der Folge, dass eigene Bedürfnisse zu wenig Raum finden.
- Dauerhafte Konfrontation mit Grenzsituationen im Umgang mit Schwerstkranken, Sterben und Tod, begleitet von ausgeprägter Abwehr eigener Ängste.
- Permanente Überschreitung der Belastungsgrenzen durch zu viele Überstunden, Schichtdienste und Bereitschaftsdienste.
- Mangelnde Sinnhaftigkeit und Sinnentleerung.[15]

Besonders der Mangel an Sinngebung, der die Belastungen kompensieren könnte, erhöht das Burnout-Risiko.

Anhand dieser Aufstellung lässt sich deutlich ermessen, wie „krank" die Rahmenbedingungen sind, unter denen die Beschäftigten im Gesundheitssystem arbeiten müssen. Wie wenig auf die Entwicklung und Förderung emotionaler und sozialer Kompetenz im Medizinstudium und in der Ausbildung zu den Heilberufen geachtet wird – Kompetenzen, die so dringend zur Bewältigung der Herausforderungen des klinischen Alltags gebraucht werden.

Menschen, die in Heilberufen arbeiten, werden bei der Entwicklung solcher Kompetenzen und einer offenen und zur Selbstreflexion fähigen Persönlichkeit kaum unterstützt oder ausgebildet. Das Potenzial heilsamer Arzt-Patienten-Beziehungen wird nicht genutzt, und diejenigen, die eigentlich andere heilen sollen, werden krank. Oder sie geben auf, gehen ins Ausland oder kehren ihrem Beruf ganz den Rücken. Andere wiederum versuchen ihr Dilemma durch Alkohol- und Medikamentenabusus zu kompensieren, der über die Jahre ein eklatantes Ausmaß annehmen kann – eine Maßnahme gefährlicher Stressbewältigung.[16] Auslöser für den stressbedingten Substanzkonsum sind in absteigender Häufigkeit: Abnahme der Arbeitsfreude, Dauerstress durch lange Arbeitstage, fehlende Flexibilität beim Arbeiten, fehlende Freude über Erfolge, Misstrauen und Kontrolle, Arbeitsüberforderung, Sorge um positives Image, Entscheidungsunsicherheit und Überstunden, um Fehler zu vermeiden.[17]

Ärzte und Pflegende im Stress und an den Grenzen der Belastbarkeit, Praxen und Krankenhäuser unter der Kontrolle von Ökonomen und Managern sind Teil eines Klimas von Kälte, Gleichgültigkeit, Anonymität, Menschenverachtung und Patientenunzufriedenheit, das nicht heilsam sein kann.

Krankenhäuser an der ökonomischen Leine

Krankenhäuser werden hart an die ökonomische Kandare genommen. Für ihre Leistungen werden sie nach sogenannten DRGs (Diagnosis Related Groups) bezahlt – also nach Fallpauschalen. Danach wird jeder Krankenhausaufenthalt nach dem Diagnosekodex bezahlt, und nicht die Behandlung eines individuellen Patienten. Nach den DRGs bestimmt sich zum Beispiel auch die Liegedauer im Krankenhaus. Das bedeutet, dass jeder Tag, den ein Patient länger als statistisch gemäß DRGs vorgesehen im Krankenhaus bleibt, zu Lasten der Klinik geht. Nur aus diesem Grund werden Patienten möglichst schnell entlassen, viel schneller als vor der Einführung der Fallpauschalen, was sich oft als zu früh erweist – gerade für Ältere, die sich allein versorgen müssen, oder für Operierte, die ihren Verbandswechsel und die Wundversorgung ambulant abwickeln müssen. Man spricht inzwischen schon offiziell von der „blutigen Entlassung", die leider immer wieder vorgenommen werden, ohne dass für entsprechende Versorgungsmöglichkeiten im häuslichen Umfeld gesorgt ist.

Eine Möglichkeit für die Krankenhäuser, zu sparen oder Gewinne einzufahren, besteht also darin, Patienten möglichst schnell wieder zu entlassen. Denn das Budget bemisst sich ausschließlich nach der Diagnose, die eine entsprechende Liegedauer bedingt. Die Liegedauer zu unterschreiten, bedeutet einen finanziellen Gewinn, sie zu überschreiten einen Verlust. Eine zweite Möglichkeit, die Budgets zu erhöhen, besteht darin, möglichst gewinnträchtige Diagnosen zu stellen, die zu zusätzlicher Diagnostik und Therapie berechtigen, was vielfach zu Überdiagnostik und Übertherapie führt. So manche Patienten haben in den Krankenhäusern und Rehakliniken einen bis an ihre Belastungsgrenzen ausgefüllten Tag, an dem sie zu allen möglichen Untersuchungen und Behandlungen gebracht werden, deren Sinnhaftigkeit in vielen Fällen bezweifelt werden darf. Überdiagnostik und Übertherapie für ein Mehr an Krankenhauseinnahmen gehen auf Kosten der für einen Heilungsprozess notwendigen Ruhe- und Erholungsphasen und an die Grenzen krankheitsgeschwächter und/oder älterer Patienten. Und nebenbei, medizinisch gesehen, können zu viele therapeutische Stimuli nicht mehr adäquat vom Organismus verarbeitet und sinnvoll integriert werden.

Krankenhäuser und Praxen, die in erster Linie gewinnorientiert und nach den Kriterien des marktwirtschaftlichen Wettbewerbs geführt und organisiert werden, werden zu einem Sicherheitsrisiko für Kranke. Denn es geht um Menschen, die behandelt werden, und nicht um Sachen und Objekte auf einem Fließband. Menschen und ihre Krankheiten lassen sich nicht einfach so linear und immer so geordnet und strukturiert erfassen und behandeln, wie man es sich am grünen Tisch wünscht – die Verläufe mäandern auf ihre jeweils eigene Weise. Jede Krankheit und jeder Patient sind speziell und haben ihre Besonderheiten. Das verlangt verschiedene Tempi, verschiedene Maßnahmen und verschiedene Liegedauern. Menschen lassen sich einfach schlecht in pflegeleichte, finanz- und bürokratiekonforme DRG-Schablonen oder in verbindliche Therapieleitlinien pressen. Eine abstrakte Medizin kann evidenzbasiert sein, aber wie soll man sich einen evidenzbasierten Menschen vorstellen?

Zunahme von Behandlungsfehlern

Unter solchen Zwängen, unter Stress und Druck passieren Fehler. Schätzungen zufolge kommt es jedes Jahr bei 500 000 Patienten zu gesundheitlichen Schäden im Krankenhaus, rund 130 000 sind auf eine fehlerhafte Behandlung zurückzuführen. Laut einer englischen Studie, die eine Arbeitsgruppe um Trevor Sheldon an der Universität York durchgeführt hat, kommen zehn Prozent aller Patienten während eines Klinikaufenthalts zu Schaden, jeder zehnte von ihnen stirbt an den Folgen schwerer Behandlungsfehler.[18] Ärztliche Fehler dürfen nicht länger tabuisiert und verschwiegen werden. Inzwischen gibt es in steigender Zahl Studien zu Kunstfehlern, und in der Öffentlichkeit wird verstärkt über dieses Thema diskutiert. Amtliche Beiträge zum Thema finden sich in der Broschüre *Aus Fehlern lernen*, die 2008 vom Aktionsbündnis Patientensicherheit unter der Ägide der damaligen Bundesgesundheitsministerin Ulla Schmidt herausgegeben wurde.[19]

Im Jahr 1990 gingen bei den Gutachterstellen und Schlichtungskommissionen der Ärzteschaft insgesamt 5 155 Beschwerden wegen ärztlicher Behandlungsfehler ein. Im Jahr 2000 waren es bereits 9 666 Anträge.[20] Erst seit 2006 werden alle Anträge und Entscheidungen über ärztliche Behandlungsfehler bundesweit statistisch erfasst. Damals gingen bereits 10 280 Patientenbeschwerden ein, von denen 2 055 (19,9 Prozent) als Behandlungsfehler bestätigt wurden.[21] Laut Statistik steigt die Zahl der Beschwerdeeingänge von Jahr zu Jahr, ebenso wie der prozentuale Anteil der bestätigten Behandlungsfehler. Die letzten Daten stammen aus dem Jahr 2012 wonach 12 232 Beschwerden bei den Gutachterstellen und Schlichtungskommissionen eingereicht wurden. Die Analyse der Schlichtungsfälle ergab, dass bei knapp einem Drittel der Beschwerdefälle (29,4 Prozent) Therapiefehler bestätigt wurden, und bei weiteren 26 Prozent die Therapiefehler zu gravierenden Gesundheitsschäden geführt haben.[22] Wie viele gravierende Fehler wären wohl vermeidbar, wenn mehr Zeit wäre und weniger Leistungs- und Kostendruck ausgeübt würde? Von Patientenseite wird oft über den Zeitmangel ihrer Ärzte geklagt. Sie verlangen nach mehr Zeit zum Sprechen und für die sorgfältige Untersuchung – Zeit, in der sie auch als Menschen und nicht nur als Krankheit wahrgenommen werden. Jedoch scheint sich gerade Zeit zu einem nicht mehr bezahlbaren Gut bzw. eine kaum noch bezahlbare ärztliche Leistung zu entwickeln. Und obwohl auf der einen Seite die Beiträge für die Krankenkassen stetig steigen, werden auf der anderen die medizinischen Leistungen ständig zurückgefahren. Zahnersatz und Brillen werden zum Luxusartikel für jene, die sie sich noch leisten können. Was jedoch ungleich schlimmer wiegt, ist die Zunahme an sozialer Kälte, Anonymität und Ungeborgenheit.

Unter dem gewaltigen ökonomischen Druck, den Wirtschaft und Finanzpolitik ausüben, verliert sich zunehmend das Menschliche und die Menschlichkeit in unserer Gesellschaft und damit auch im

Gesundheitssystem. Die Maßstäbe und Relationen haben sich in den vergangenen Jahren deutlich in Richtung Ökonomie, Effizienz und wirtschaftlicher Gewinn verschoben. Dies geschah nicht zuletzt durch eine immer stärkere Einflussnahme der verschiedenen Interessengruppen des Gesundheitssystems. Wo jedoch ist das menschliche Maß geblieben? Der ökonomische Druck sickert durch alle Ritzen und erreicht jeden Bereich der medizinischen Versorgung und der Ausbildung zu den Heil- und Pflegeberufen.

Studienbetrug – wes Brot ich ess, des Lied ich sing

Gerade erst hat der Bundesgerichtshof ein Urteil gefällt, nach dem Universitätsprofessoren angemessener als bisher zu bezahlen sind – vor allem junge Professoren, deren Einstiegsgehalt noch unter dem eines Studienrats oder eines Majors der Bundeswehr liegt. Wegen knapper öffentlicher Geldmittel kämpfen die Hochschulen außerdem seit Jahren um die Finanzierung von Forschungsvorhaben. Gelder aus Drittmitteln und die Forschungsfinanzierung durch die Pharmaindustrie müssen vielfach die finanziellen Lücken schließen. Ein Umstand, der fraglos auf Kosten der Forschungsunabhängigkeit geht. Experten schätzen, dass von vielen Tausend Studien, die jährlich allein in Deutschland durchgeführt werden, nur die Hälfte veröffentlicht wird, weil die andere Hälfte nicht die gewünschten Ergebnisse erbracht hat. Als Konsequenz akzeptieren renommierte Fachzeitschriften wie das *New England Journal of Medicine* und *The Lancet* nur noch Studien, die zuvor in einem offiziellen Register angemeldet wurden.[23] Die Praxis, Studienergebnisse zu unterschlagen, scheint bei pharmazeutischen Studien in großem Maßstab Usus zu sein. Nicht nur wirtschaftliche Interessen und die Abhängigkeit von Geldgebern beeinflussen die Veröffentlichungspraxis, sondern auch das Interesse an der eigenen wissenschaftlichen Karriere. Laut der Zeitschrift *Nature* hat jeder dritte Forscher in seinen wissenschaftlichen Arbeiten betrogen.[24] Der Anlass für den Studienbetrug kam in den meisten Fällen (15,5 Prozent) durch Druck vonseiten des Geldgebers zustande, der zu einer Veränderungen von Design, Methodik oder Ergebnissen führte. Ein weiteres unredliches Vorgehen bestand darin, über fehlerhafte Daten und fragwürdige Interpretationen hinwegzusehen. Sechs Prozent haben eigene Daten unterschlagen, die vorherigen Ergebnissen widersprachen. Daten gefälscht oder von Kollegen gestohlen zu haben, gaben laut einer Umfrage zwei Prozent der Befragten zu.[25] Die Anzahl zurückgehaltener Studien oder manipulierter Studienergebnisse ist erschreckend hoch – noch dazu im Hinblick darauf, dass der Wissensstand der Medizin und das ärztlich-medizinische Handeln zunehmend nach den Kriterien der evidenzbasierten Medizin (s.o.) ausgerichtet wird, die auf den Ergebnissen solcher Studien beruht.

Wenn ökonomischer Druck zur ärztlichen Handlungsleitlinie wird

Nicht nur, dass ökonomische Vorgaben und Zwänge in die Abläufe und Prioritäten und in die Personalstruktur der Praxen und Krankenhäuser eingreifen, der ständige Blick auf Fragen der Wirtschaftlichkeit, auf die eigene Wettbewerbsfähigkeit und die Angst vor Honorareinbußen nimmt die Aufmerksamkeit für das, wofür eigentlich alle Beteiligten einmal angetreten sind: die Sorge um die Patienten, die Sorge um ihr Kranksein und Leiden, die Sorge um ihr Wiedergesundwerden in einem menschenwürdigen Rahmen. Die Angst vor finanziellem Verlust oder sogar vor dem Ruin der beruflichen Existenz lässt Ärzte und Ärztinnen immer wieder Ausschau nach zusätzlichen Einnahmequellen halten. Da die kassenärztlichen Honorare, ja selbst die Zahl der Patienten, die in einer Praxis behandelt werden dürfen, begrenzt und festgelegt sind, können Zusatzeinnahmen nur durch privatärztliche individuelle Gesundheitsleitungen (IGeL) erbracht werden, also Leistungen, die von den gesetzlichen Krankenkassen nicht abgedeckt sind. 1998 wurden von der Kassenärztlichen Bundesvereinigung (KBV) und den freien ärztlichen Berufsverbänden IGel-Listen herausgegeben, mit denen sich der Praxisumsatz steigern und das Überleben der Praxen sichern lässt. So bezahlen die Patienten eben aus eigener Tasche das Messen des Augeninnendrucks (eine Vorsorgemaßnahme gegen den grünen Star) oder die zusätzliche Ultraschalluntersuchung in der Schwangerschaft. Auf diese Weise werden aus Patienten umworbene Kunden und aus Ärzten werbende Verkäufer.

Eine andere Möglichkeit, das Quartalshonorar aufzubessern, besteht darin, Zusatzausbildungen und -qualifikationen zu erwerben mit dem Anrecht, weitere Kassenleistungen abrechnen zu dürfen, die außerhalb der Pauschalisierung liegen. Eigentlich wäre das ein nützlicher Synergismus, denn Patienten werden qualitativ besser behandelt und die Ärzte stocken ihr Honorar auf. Zigtausende Hausärzte haben sich deshalb für die psychosomatische Grundversorgung fortgebildet und qualifiziert – was angesichts von bis zu 80 Prozent psychosomatischer Beschwerden in Hausarztpraxen dringend notwendig ist. Anfangs wurde jedes Gespräch einzeln honoriert. Es dauerte jedoch nicht lange, da wurde das Honorar pro Patient und Quartal pauschal bezahlt – unabhängig davon, wie viele Gespräche in dieser Zeit notwendig sind. Fallen mehrere psychosomatische Gespräche im Quartal an, sinkt das pauschalisierte Honorar auf lächerliche Euro-Beträge, die dem Niveau einer Fahrkarte im öffentlichen Nahverkehr nahekommen. Dasselbe passierte mit der Akupunktur, die in Studien sehr gute Ergebnisse für die Behandlung von Kreuzschmerzen und Kniebeschwerden gezeigt hat und bei entsprechender Qualifikation der akupunktierenden Ärzte zur Kassenabrechnung berechtigt. Voraussetzung dafür ist die ärztliche Zusatzbezeichnung „Akupunktur", die erst vor Kurzem eingeführt wurde und der eine umfängliche und kostenintensive Ausbildung zugrunde liegt. Kaum jedoch dass Tausende von Ärzten, die schon lange vor Einführung der Zusatzbezeichnung exzellent in Akupunktur ausgebildet waren und sie bereits seit vielen Jahren praktizierten, ihre Zusatzbezeichnung erworben hatten, wurde der Geldhahn wieder zugedreht und ganze Facharztgruppen trotz ihrer nachgewiesenen Qualifikation mit der Begründung ausgeschlossen, Akupunktur sei eine fachfremde Behandlung. Dabei kennt die chinesische Medizin die Aufsplittung der Medizin in Fachgruppen überhaupt nicht und kann von jedem Arzt, egal welcher Fachrichtung, ausgeübt werden.

Bleibt noch die medizinische Technik: Der Einsatz teurer Spitzentechnologie bedeutet oft hohe Anfangsinvestitionen für Praxen und Krankenhäuser, die sich jedoch lohnen, weil diese technischen Leistungen entsprechend hoch honoriert werden. Technik rangiert in Honorarfragen um ein Vielfaches höher als ein ärztliches Gespräch. Sind einmal teure Geräte angeschafft, müssen sie sich auch amortisieren, das heißt, dafür werden viele Patienten gebraucht. Eine Indikation für eine solche Diagnostik oder Therapie lässt sich irgendwie immer konstruieren. Beispiele dafür gibt es unzählige. Hier seien nur drei genannt: Die Anschaffung eines Arthroskops hat zur Folge, dass in orthopädischen Praxen die Indikation zur Arthroskopie sehr großzügig gestellt wird. Aus ähnlichen Gründen haben wir eine unangemessen hohe Zahl an Knochendichtemessungen, Computertomographien (CT) und Magnetresonanztomographien (MRT). Die Patienten zu solchen Untersuchungen zu bewegen, ist kein Kunststück, weil auch die Patienten häufig technikgläubig sind, und auch von Ärzten und vonseiten der Gesundheitspresse viel mit Angst gearbeitet wird (vor Osteoporose, Tumoren etc.). Die Kosten, die durch nicht wirklich indizierte Untersuchungen entstehen, sind immens hoch und stehen in keinem Verhältnis zum diagnostischen und klinischen Nutzen. So erhielten in den vergangenen Jahren laut Barmer GEK rund sechs Prozent der deutschen Bevölkerung eine CT-Untersuchung und 7,2 Prozent ein MRT. Damit liegt Deutschland mit MRT-Untersuchungen an der Spitze. Die geschätzten Gesamtkosten für beide Untersuchungen belaufen sich auf 1,76 Milliarden Euro pro Jahr, davon entfallen 1,25 Milliarden Euro auf den ambulanten Bereich. In den Jahren zwischen 2004 und 2009 stiegen die Zahlen der MRT-Untersuchungen um 41 Prozent.[26]

Wen wundert es, wenn diese Art des medizinischen Fortschritts die Kosten in die Höhe treibt und unsere Gesundheit kaum noch bezahlbar erscheint? Die Ausgaben der gesetzlichen Krankenversicherungen lagen 2010 bei etwa 170 Milliarden Euro und steigen bis 2060 schätzungsweise auf 437 bis 468 Milliarden Euro jährlich. Diese Kostensteigerung ist nach diesen Berechnungen allein durch den medizinisch-technischen Fortschritt bedingt. Ohne ihn würden die Gesamtkosten auf dem jetzigen Niveau konstant bleiben.[27]

Bei sorgfältiger Anamnese und körperlicher Untersuchung, wofür man nur etwas Zeit benötigt, ist ein Großteil solch teurer technologischer Diagnostik vermeidbar. Es ist jedoch ein wirtschaftliches Gesetz: Ein Gerät, ist es einmal angeschafft, muss so viel wie nur möglich eingesetzt werden, damit sich die Kosten amortisieren.

Ist es nicht längst überfällig zu fragen, wofür wir als Gesellschaft unser Geld ausgeben wollen? Ein öffentlicher Dialog ist in diesen Fragen dringend erforderlich, um zu einem neuen Gleichgewicht zwischen Apparatemedizin und sprechender Medizin zu finden. Die Investition von so viel Geld in Hightech-Medizin geht zu Lasten des ärztlichen Gesprächs und einer heilsamen Beziehungskultur zwischen Patienten und Ärzten. Was für eine Medizin wollen wir als Gesellschaft? Wir dürfen nicht zulassen, dass sich diejenigen lautstark als Wortführer in den Vordergrund drängen, die Nutznießer und Gewinner einer Medizin sind, die nach rein marktwirtschaftlichen, profitorientierten und ökonomischen Prämissen – Effizienz vor Mensch – funktioniert. Diese Nutznießer, da bin ich mir sicher, wollen gar keine andere Medizin.

Nicht selten werden aus ökonomischen Gründen medizinische Maßnahmen durchgeführt, die nicht nur nicht indiziert, sondern für die Betroffenen sogar risikoreich oder schädlich sind. Überdiagnostik und Übertherapie sind ein nicht zu unterschätzendes Risiko für privatversicherte Patienten (► S. 18). Es gilt gerade angesichts der Ökonomisierung der Medizin, eigentlich gesunde Menschen vor überflüssigen und schädlichen ärztlichen Eingriffen zu schützen.

Umfassende Verantwortung für das Leben als Ganzes

Die bislang genannten Problemfelder sind keineswegs vollständig abgesteckt. Das ist auch nicht die Absicht dieser Schrift. Sie zeigen jedoch, in welchem Ausmaß sich alle Beteiligten in einer immer weiter um sich greifenden Krise befinden, die wie ein Gordischer Knoten kaum mit den bisherigen Mitteln zu lösen ist. Fast alle Beteiligten, außer den Krisengewinnern, leiden an dieser sich immer weiter zuspitzenden Krise der Medizin und des öffentlichen Gesundheitssystems. Alle Beteiligten – das sind die Patienten, Ärzte und Pflegende, die Praxen, Krankenhäuser und Gesundheitseinrichtungen, die Verbände und Kammern, die Krankenkassen und ihre medizinischen Dienste, Forschung und Lehre, die Gesundheitsökonomen und die Politik.

Eines lässt sich jedenfalls feststellen: Im Zentrum der Krise steht eine Wertefrage. Das Gesundheitssystem ist einer der bedeutendsten Wirtschaftsfaktoren unserer Gesellschaft. Viele Menschen verdienen in und am Gesundheitssystem. Ist das jedoch ein ausreichender Grund, die Profitinteressen einzelner Lobbys zu bedienen und die ökonomische Ausrichtung der Medizin zu betreiben? Wollen wir als Gesellschaft Gesundheit zu einem börsendotierten Gut der Spekulanten mutieren lassen? Solange „Markt vor Mensch" gilt, muss sich die Krise zwangsläufig weiter verschärfen. Erst wenn wieder der Mensch vor den Marktinteressen rangiert, kann es Aussicht auf Besserung und eine grundsätzliche, heilsame Veränderung geben. Patienten und diejenigen, die im Gesundheitssystem arbeiten, verlangen nach einer menschlichen und menschenwürdigen Umgebung, nach Wärme, Anerkennung, Respekt und Geborgenheit – *gepaart* mit medizinischer Professionalität und Kompetenz, mit einer den Menschen und nicht nur der Karriere dienenden Forschung, mit Technologie, wo sie uns weiterbringt, und mit einer Pharmaindustrie, die ihre Gewinnmargen nicht mehr überzieht. Es gibt eine Sehnsucht nach Angemessenheit und Ausgleich der Interessen.

Die tief greifendste Veränderung, die das Ganze, die Medizin und die Gesellschaft betrifft, wird sichtbar werden, wenn sich jeder einzelne seiner Verbundenheit mit allen und allem anderen bewusst wird, wenn neben kühler Vernunft wieder Herzlichkeit und Freundlichkeit einziehen, wenn wir begreifen, dass jeder von uns eingebunden ist in ein größeres, umfassenderes Netzwerk des Lebens. Ein Netzwerk, in dem alles, was geschieht, sich auf alle und alles auswirkt. Im Bewusstsein der Verbundenheit von allem, das die egozentrische Grundhaltung in ein Streben nach dem Wohl für das Ganze transzendiert, ist es nicht mehr möglich, einem anderen zu schaden, ohne sich selbst zu schaden. Dann werden wir begreifen, dass jeder Akt des Wohlwollens und der liebenden Fürsorge auch ein Akt der Fürsorge für uns selbst ist. Wir werden die gegenwärtige Krise nicht auf der Ebene, auf der sie entstanden ist, bewältigen können – auf der Bewusstseinsebene, die von der Vorstellung bestimmt wird, dass wir voneinander getrennte und isoliert Menschen sind, die andere und die Welt nach Gutdünken manipulieren, benutzen und ausnutzen können. Es ist Zeit für den Quantensprung in eine neue Ebene von Bewusstsein, in der das eigene Handeln in eine umfassende Verantwortung für das Leben als Ganzes eingebettet ist, und wir selbst uns als untrennbarer Teil einer ganzen Welt und *eines* Lebens erkennen.

Anmerkungen

1. Hardt J.: *Das Unwort „Krankheit" in der Gesundheitswirtschaft.* Frankfurter Rundschau vom 2.1.2007
2. Hartzband P., Groopman J.: *Money and the Changing Culture of Medicine.* New England Journal of Medicine 2009;360:101–103
3. Linder R., Ahrens S., Köppel D., Heilmann T., Verheyen F.: *Nutzen und Effizienz des Disease-Management-Programms Diabetes mellitus Typ 2.* Deutsches Ärzteblatt 2011;108(10):155–62
4. Ertl G.: *Leitlinien dürfen Ärzte nicht einengen.* Deutsches Ärzteblatt 2008;105(7):A 317, B 286, C 282

5. Rieser S.: *Arzthaftungsrecht. Die Relevanz medizinischer Leitlinien nimmt zu.* Deutsches Ärzteblatt 2005;102(12)
6. Die „Implementierung von Leitlinien [hat] bisher nicht zur gewünschten Behandlungsverbesserung geführt. In einer randomisierten Studie zum Vergleich leitliniengestützter Therapie der Hypertonie versus übliche Behandlung im englischen Hausarztsystem zeigt sich nach einem Jahr kein Unterschied in der Rate eingestellter Patienten. Zu konstatieren war lediglich eine deutlich höhere Frequenz von Arztbesuchen bei Patienten im Leitlinienarm." Vgl. Bebb C. et. al.: *A cluster randomized controlled trial of the effect of a treatment algorithm for hypertension in patients with type 2 diabetes.* British Journal of General Practice 2007;57:136–143
7. Willich S.N.: *Individualmedizin – Utopie oder Chance?* Deutsches Ärzteblatt 2009; 106(10):A450–A452
8. Niroomand F.: *Evidenzbasierte Medizin: Das Individuum bleibt auf der Strecke.* Deutsches Ärzteblatt 2004;101(26):A 1870–A 1874
9. „Ein Radfahrer kann die Tour de France gewinnen, ohne bei einer einzigen Etappe (einem einzigen Patienten) Erster (das beste Präparat) gewesen zu sein." Vgl. Niroomand F.: *Evidenzbasierte Medizin: Das Individuum bleibt auf der Strecke.* Deutsches Ärzteblatt 2004;101(26):A 1870–A 1874
10. „Eingeschlossen wurden ausschließlich Patienten nach Herzinfarkt, mit einer deutlich verminderten Pumpfunktion des Herzens, einer komplexen ventrikulären Extrasystolie im Langzeit-EKG, Auslösbarkeit einer anhaltenden Kammertachykardie usw. […]. Hier sind die Patienten, die von der Behandlung profitieren, relativ gut definiert, sie machen jedoch nur einen sehr kleinen Prozentsatz, etwa ein Prozent, der Postinfarktpatienten aus. Um die Analogie aus der Tour de France nochmals zu bemühen: Ein Fahrer kann zwar eine Etappe gewinnen, im Gesamtklassement (der weiter erfassten Patientenpopulation) aber auf dem letzten Platz landen […]. Im Allgemeinen ist der Patient in Herz-Kreislauf-Studien männlich, Kaukasier und zwischen 55 und 75 Jahre alt. Dagegen existieren überhaupt keine, wenige oder lediglich ignorierte Daten zu Frauen (ca. 50 Prozent der Erdbevölkerung), Nicht-Kaukasiern (ca. 90 Prozent der Weltbevölkerung), Alten (ca- ein Drittel der Patienten in der internistischen Klinik in Deutschland) und jungen Patienten (unter 55 Jahre), die in der kardiovaskulären Medizin zwar selten anzutreffen sind, die aber am längsten von der Behandlung profitieren könnten." Vgl. Niroomand F.: *Evidenzbasierte Medizin: Das Individuum bleibt auf der Strecke.* Deutsches Ärzteblatt 2004;101(26):A 1870–A 1874
11. Rieser S.: *Übertragung von Studienergebnissen in die Versorgung.* Deutsches Ärzteblatt 2009;106(5):170
12. Ebd.
13. „Somit ist die Reliabilität der ICD-10 in der Allgemeinmedizin nicht ausreichend." Vgl. Wockenfuß R.: *Überprüfung der Reliabilität der ICD-10 in der Allgemeinmedizin.* Dissertation an der Medizinischen Fakultät der Universität Leipzig 2011
14. Rabbata S.: Ärzte mögen ihren Beruf – *sind aber frustriert.* Deutsches Ärzteblatt 2008;105(44):A 2311

15. Nelting M.: *Burnout – Wenn die Maske zerbricht.* Mosaik bei Goldmann, München 2010, S. 177 ff.
16. „Im Vergleich zur Normalpopulation weisen die Ärzte einen deutlich höheren stressbedingten Substanzgebrauch auf [...]. Nicht unerwähnt bleiben soll, dass auch ein signifikanter Zusammenhang zwischen stressbedingtem Substanzkonsum und Depressivität nachgewiesen wurde." Geuenich K.: *Alkohol- und Medikamentenmissbrauch bei Ärzten. Gefährliche Stressbewältigung.* Deutsches Ärzteblatt 2011;108(3):C 68 f.
17. A.a.O., S. C 68.
18. Sari A., Sheldon T.A., Cracknell A.: *Extent, nature and consequences of adverse events: results of a retrospective casenote review in a large NHS hospital.* Quality and Safety in Health Care 2007;16:434–439
19. Aktionsbündnis Patientensicherheit e.V. (Hrsg.): *Aus Fehlern lernen.* KomPart Verlagsgesellschaft, Bonn 2008
20. Rieser S.: *Gutachterkommissionen und Schlichtungsstellen: Vorsichtige Öffnung hin zu mehr Transparenz.* Deutsches Ärzteblatt 2001;98(51–52):3424
21. *www.bundesaerztekammer.downloads/Gutachterkommission_Statistik_2006.pdf*
22. Statistische Erhebung der Gutachterkommissionen und Schlichtungsstellen für das Statistikjahr 2011 der Bundesärztekammer (http://www.bundesaerztekammer.de/downloads/Erhebung_StaeKo_mit_Zahlen_2012_komplett.pdf)
23. Koch K.: *Register gegen das Verschweigen.* Süddeutsche Zeitung von 13.7.2005
24. Martinson B.C., Anderson M.S., de Vries R.: *Scientists behaving badly.* Nature 2005;435:737–738
25. Zylka-Menhorn V.: *Forschungsbetrug – Jeder Dritte ist unredlich.* Deutsches Ärzteblatt 2005;102(26):A 1853 f.
26. Arzneimittel-Newsletter des Deutschen Arztportals: *Rasanter Anstieg bei Kernspintomographie*, 2011 (https://presse.barmer-gek.de/barmer/web/Portale/Presseportal/Subportal/Presseinformationen/Archiv/2011/110201-Arztreport-2011/Content-Arztreport-2011.html?w-cm=CenterColumn_t307682&w-prv=search)
27. Meißner M.: *GKV-Finanzierung – Fortschritt treibt die Kosten.* Deutsches Ärzteblatt 2010;107(39):C 1597

2 Verbundenheit von allem als Matrix des Lebens

Was wir wissen, ist ein Tropfen,
was wir nicht wissen, ein Ozean.

Isaac Newton

Einhundert Billionen Zellen

Der menschliche Organismus ist der überzeugendste Beweis für die selbst mit den modernsten Methoden und Techniken der Medizin und Wissenschaft nicht überschaubare Komplexität und Verbundenheit des Lebens. Allein der Gedanke ist absurd, dieses komplexe System von myriadenfach ineinander verschachtelten und aufeinander abgestimmten Arbeitsweisen und Funktionen mit linearen, mechanistischen Methoden auch nur annähernd erforschen und beschreiben zu können, ohne die auftauchenden Fragen in einem stets ergebnisoffenen Dialog mit anderen wissenschaftlichen Disziplinen zu führen, wobei explizit neue Erkenntnismethoden wie zum Beispiel die Komplex- und Feldtheorien, Kybernetik, Energetik, Quantenmechanik und integrale Bewusstseinsforschung miteinzubeziehen sind.

Der menschliche Körper besteht schätzungsweise aus 100 Billionen Zellen. Wenn man alle Zellen zu einer Kette aneinanderreiht, würde sie etwa fünfzigmal den Äquator umfassen.

Wie ist es möglich, dass sich eine solche Unzahl von Zellen zu *einem* lebendigen Organismus verbindet, dass sie alle in *einem* sinnvollen Zusammenhang stehen und als *ein* Organismus miteinander kooperieren? Wer oder was sorgt dafür, dass die Körperformen, die spezifischen Organgewebe und Strukturen, die physiologischen, biochemischen und biophysikalischen Abläufe und Funktionen in einer überwältigenden Komplexität entstehen, aufrechterhalten werden und funktionieren können?

Biochemisch besteht der Mensch aus 70 Prozent Wasser. Biophysikalisch jedoch fast nur aus materiefreiem Raum. Unser Körper, der so solide aussieht, der vor materieller Festigkeit nur so strotzt, dem der Chirurg mit dem Messer zu Leibe rückt, um ihn zu durchdringen, und der Internist mit Medikamenten, die auf seine stoffliche Form wirken sollen, dieser Körper ist physikalisch gesehen fast nur „leerer" Raum, der nur 0,000000001 Prozent Materiebausteine in Form von atomaren Elementen enthält. 99,999999999 Prozent unseres Körpers sind materiefreier Raum.[1] Wäre es möglich, den gesamten leeren Raum aus dem menschlichen Körper zu extrahieren, ihn auf seine rein materielle Masse zu verdichten, könnte man den Menschen gerade noch unter dem Elektronenmikroskop erkennen.

Dieser leere Raum enthält zwar keine Partikel, er ist jedoch unendlich angefüllt mit Energie und immateriellen Informationen, wie sie die Quantenphysik schon seit Jahrzehnten beschreibt. Die Hintergrundinformationen spielen vermutlich eine große Rolle für das Zusammenwirken der biologischen Strukturen, der Zellen und der Selbstorganisation der Organismen. Aber erklären sie das Geheimnis des Lebens?

Allein die Tatsache, dass ein lebendiger Organismus aus 100 Billionen Zellen existieren kann, die sich selbst organisieren, die auf das Engste miteinander kooperieren müssen, um zu einem sinnvollen und funktionierenden Ganzen zu werden, ist schon ein Wunder. Jeder Versuch, das verstehen zu wollen, kann einen in atemloses Staunen versetzen. Nur dem Umstand, dass wir es gewöhnlich nicht reflektieren, ist es zu verdanken, dass wir unsere Existenz gemeinhin als etwas Selbstverständliches erleben. Selbstverständlich jedoch scheint es ganz und gar nicht zu sein.

Wenn schon ein Organismus, der aus 100 Billionen Zellen besteht, ein mit dem Verstand kaum fassbares Wunder ist, dann wirkt die Fähigkeit des Menschen zu einem tiefen, seelischen Erleben erst recht wie ein unerklärliches Mysterium. Dass der Mensch empfindet, fühlt, lacht und weint, ist ein Wunder, das sich wohl kaum nur mit Biochemie, Physiologie und Neurowissenschaften erklären lässt. Oder dass er Dimensionen wie Ehrfurcht, Berührung und Dankbarkeit erleben kann – zum Beispiel beim Anblick der unendlichen Weite des Universums bei sternklarer Nacht.

Was ist das, das die 100 Billionen Zellen in dieses tiefe, ehrfürchtige Erstaunen versetzt? Was ist das – welche Qualität ist es, die uns weit über die biochemischen, physiologischen und hirnorganischen Funktionen unseres Organismus hinaus in einer solchen Tiefe erleben und fühlen lässt?

Auch wenn heute viele Details des biologischen Lebens erforscht sind und sich reichlich modellhafte Vorstellungen von den Lebensvorgängen entwickelt haben, so ist das Wissen um das eigentliche Geheimnis des Lebens, um seine tiefste Essenz, nicht gelüftet. Es scheint sich nicht im Labor und mit wissenschaftlichen Experimenten klären zu lassen. Vielleicht verlangt diese Fragestellung andere Qualitäten der Erforschung wie beispielsweise einen offenen, die gewohnten Konzepte und Denkmuster überschreitenden Geist. Offenheit und Staunen mögen die Voraussetzungen sein, der Motor, um dem Geheimnis des Lebens weiter auf die Spur zu kommen – soweit es dem menschlichen Bewusstsein in einer auch das Rationale überschreitenden Weite eben möglich ist. Die Entwicklung des menschlichen Bewusstseins, das selbst ein ungelöstes Geheimnis ist, wird der Menschheit weitere Einblicke in ihre essenziellen Fragestellungen geben. Die moderne Entwicklungspsychologie und Bewusstseinsforschung sehen diese Entwicklung bereits am Horizont des menschlichen Bewusstseins auftauchen[2] – als einen Bewusstseinsschritt, durch den die rationalen, auf strikte Trennung von Subjekt und Objekt beruhenden Prämissen des Bewusstseins überschritten werden und ein Bewusstsein für alle Lebenszusammenhänge entsteht, die essenziell und unlösbar miteinander verbunden sind. Sie wird zu neuen Einsichten in die wesentlichen Grundlagen des Lebens führen, sodass vielleicht auch menschlichere und die Erde schonendere Wege des Zusammenlebens gefunden werden.

Das Staunen, die kreative Neugier wird den Weg weisen. Die materielle Geisteshaltung wird sich immer mehr auch der immateriellen Dimension öffnen. Die Wissenschaften werden den immer komplexeren Zusammenhängen des Lebens Rechnung zu tragen haben und dabei limitierende Konzepte und Modelle erweitern oder völlig neu entwickeln. Dazu gehört auch die Bereitschaft, sich selbst, als Wissenschaftler und als Arzt, verändern zu lassen und Neues, Bisher-noch-nicht-Gedachtes und Nicht-für-möglich-Gehaltenes zuzulassen. So wie der Quantenphysiker Werner Heisenberg es formulierte: Der erste Trunk aus dem Becher der Naturwissenschaft macht atheistisch, aber auf dem Grund des Bechers wartet Gott.

Welche Konsequenzen hätte es für die Medizin und unser Gesundheitssystem, wenn alle modernen Erkenntnisse der Natur- und Geisteswissenschaften in die Medizin einflössen? In welcher Weise würden sich die medizinischen Prämissen ändern? Versuchen wir uns einmal vorzustellen, was geschehen würde, wenn die als Anomalien und statistische Ausreißer erklärten Befunde nicht länger übergangen und ignoriert werden, weil sie am gewohnten, etablierten Weltbild rüttelten. Wenn sie vielmehr ernst genommen und zum Ausgangspunkt weiterer Forschungen im Dienste der Menschheit gemacht und genutzt werden.

Im Licht der folgenden Ausführungen scheint es, als stünde die Wissenschaft und mit ihr die Menschheit an der Schwelle eines Paradigmenwechsels, vor dem Quantensprung eines neuen integralen, alle Ebenen der Existenz umfassenden Denkens, in dem sich Bewusstsein und Materie gegenseitig bedingen und durchdringen, in dem die Welt als ein Verbund integral verschränkter Systeme in Erscheinung tritt und Verbundenheit als integrales Lebensprinzip aufscheint, in dem Subjekt und Objekt zwar aus der Perspektive des analytisch-rationalen Verstandes getrennte Entitäten zu sein scheinen, am Boden ihrer Existenz jedoch jede Form von Trennung radikal aufgelöst ist.

Verbundensein und Gesundsein

Die Geburt einer Medizin der Verbundenheit

Der Heidelberger Epidemiologe Ronald Grossarth-Maticek hat in einer breit angelegten Studie mit 35 814 Personen in den Jahren zwischen 1973 und 1993 nachgewiesen, dass bei Beachtung der körperlichen, psychischen, sozialen und spirituellen Bedürfnisse die Studienteilnehmer bis ins hohe Alter gesund bleiben. Wurde nur einer dieser vier Aspekte vernachlässigt, sank die Gesundheitsrate auf 50 Prozent ab, fehlte als einziger Aspekt eine gelebte spirituelle Sinngebung, verringerte sich die Quote der gesund gebliebenen Menschen auf 23,8 Prozent.[3] Gesundheit ist eben nicht nur eine Frage der körperlichen und psychischen Belange, wie sie die Psychosomatik beschreibt, sondern ebenso der sozialen Bedingungen, des Beziehungslebens und der religiös-spirituellen Rückbindung an Sinn und Bedeutung. Entsprechend definiert die WHO Gesundheit als einen „dynamischen Zustand vollständigen physischen, psychischen, sozialen und spirituellen Wohlbefindens und nicht nur als die Abwesenheit von Krankheit."

Die konventionelle Medizin ist stark auf Krankheitsbegriff und Pathologie ausgerichtet und orientiert sich vor allem am Defizit, an dem, was sie „wegmachen" soll. Sie stellt immer noch viel zu selten die Frage, was den Menschen gesund erhält. Genau das war der Ausgangspunkt des Denkansatzes und der Forschung von Aaron Antonovsky, dem Begründer der Salutogenese. Er wurde 1923 in Brooklyn geboren. Nach dem Zweiten Weltkrieg war er Professor für Soziologie an der Yale-Universität und später Fulbright Professor in Teheran. Im Jahr 1960 emigrierte er nach Israel. Im Rahmen seiner Stressforschung fielen ihm Frauen auf, die in nationalsozialistischen Konzentrationslagern überlebt hatten. Die Tatsache, dass die Frauen es geschafft hatten, ihr Leben neu aufzubauen, empfand er als Wunder. Von da an widmete Antonovsky seine Arbeit und sein Engagement der Erforschung des Wunders des Gesundbleibens. [4]

Das wesentliche Element der gesundheitsstärkenden, dem Menschen innewohnenden Kraft nennt Antonovsky Kohärenzgefühl. Es besteht aus drei zentralen Komponenten: Verstehbarkeit, Handhabbarkeit und Bedeutsamkeit. „Die Person mit einem hohen Ausmaß an Verstehbarkeit geht davon aus, dass Stimuli, denen sie in Zukunft begegnet, vorhersagbar sein werden oder dass sie zumindest, sollten sie tatsächlich überraschend auftreten, eingeordnet und erklärt werden können."[5] Die Handhabbarkeit lässt sich am Ausmaß erkennen,

„in dem man wahrnimmt, dass man geeignete Ressourcen zur Verfügung hat, um den Anforderungen zu begegnen." Die Bedeutsamkeit als dritte Komponente hilft den Betroffenen, in dem, was ihnen gerade widerfährt, Sinn zu erfahren. Es geht dabei immer um Lebensbereiche, die ihnen wichtig sind, die ihnen am Herzen liegen, in ihren Augen sinnvoll sind. Das gesund erhaltende Kohärenzgefühl ist demnach eine globale Orientierung, die ausdrückt, in welchem Ausmaß man ein durchdringendes, andauerndes und dennoch dynamisches Gefühl des Vertrauens hat, das Belastungsfaktoren verstehen, strukturieren, erklären und gegebenenfalls vorhersehen kann. Das heißt, ein Gefühl des Vertrauens darauf, dass uns Ressourcen zur Verfügung stehen, und dass die Anforderungen die Anstrengung und das nötige Engagement lohnen.

Die Forschung Antonovskys liefert mit der Salutogenese einen wesentlichen Beitrag für die Heilungsmöglichkeiten der Patienten. Die Widerstandskraft, nicht krank zu werden oder im Krankheitsfall alle Ressourcen einsetzen zu können, ist ein Ausdruck der inneren Heilungskräfte, die mehr sind als nur das organische Immunsystem. Diese Kräfte zu fördern, ist eine vorzügliche ärztliche Aufgabe und gehört neben den organmedizinischen Maßnahmen zu den Grundvoraussetzungen, unter denen nachhaltige Gesundheit und Heilung überhaupt erst möglich sind. Das Kohärenzgefühl, ein Zustand des emotionalen, kognitiven und spirituellen Bewusstseins, wirkt sich direkt auf die molekularen Funktionen des Organismus aus. Die Ressourcen der Gesunderhaltung bzw. der Heilung stammen aus der inneren Einstellung und Erfahrung des Menschen, die tief in ihm selbst verwurzelt sind. Moderne Formen der Psychotherapie haben das defizitäre Modell der klassischen Psychotherapien, der Psychoanalyse und der tiefenpsychologisch-fundierten Psychotherapie längst weiterentwickelt, und fragen weniger danach, was dem Patienten fehlt, als vielmehr danach, wohin er will und welche Ressourcen er hat.

Alles hängt mit allem zusammen

Jenseits der materiellen Welt von wahrnehmendem Subjekt und umgebenden Objekten, die durch die Sinne und deren zentrale Verarbeitung im Gehirn getrennt erscheinen, gibt es eine umfassende Wirklichkeit, die unzerlegbar ist, das heißt auch, der gewohnten, immer weiter ins Detail vordringenden, deduktiven Form von Erkenntnis nicht zugänglich ist.

In dieser den dual strukturierten Verstand transzendierenden Perspektive ist das Universum ein Ganzes, aber nicht in dem Sinne, dass kein Teil fehlt, sondern in einem nondualen Sinn – der grundsätzlichen Unzerteilbarkeit des Kosmos.

Und innerhalb dieser nondualen Einheit entfaltet sich die lebensgewohnte und lebensdienliche Welt in getrennt erscheinende Objekte, in der der Arzt den Patienten untersucht und behandelt, ihm Medikamente oder andere Behandlungen verordnet, ihn zu gesunder Ernährung anhält und vieles mehr.

Anmerkungen

1. Warnke U.: *Quantenphilosophie und Spiritualität.* Scorpio, München 2011, S. 60
2. Vgl. Wilber K.: *Ganzeitlich handeln.* Arbor, Freiamt 2001, S. 33–35
3. Grossarth-Maticek R.: *Systemische Epidemiologie und präventive Verhaltensmedizin chronischer Erkrankungen.* De Gruyter, Berlin 1999
4. Franke A.: *Über den Autor*, in: Antonovsky A.: *Salutogenese – Zur Entmystifizierung der Gesundheit.* Dgvt, Tübingen 1997
5. A.a.O., S. 34 ff.

3 Ein neues Bewusstsein für den Heilungsprozess

Placebo – wie Bewusstsein heilt

Auf einer tieferen Ebene von Existenz sind Arzt und Patient untrennbar und fundamental miteinander verbunden. Diese Verbundenheit geht über die intersubjektive Beziehungsebene von Mensch zu Mensch hinaus, indem sich die Felder persönlichen Bewusstseins vollständig überlappen und zu einer Einheit verbunden sind. In dieser nondualen Einheit sind eine „objektive" Diagnostik und Therapie nicht in der bisher vorgestellten Weise möglich. Der Arzt wirkt mit seinen Gesten, seiner Mimik, seinen Vorstellungen und seiner inneren Haltung auf seine Patienten, und umgekehrt. Der Einfluss tiefer Überzeugungen auf Krankheits- und Heilungsverläufe – mit anderen Worten: der Einfluss des menschlichen Bewusstseins auf Krankheit und Gesundheit – ist inzwischen unbestritten und längst Gegenstand wissenschaftlicher Forschung. Dies hat den Beginn der klinischen Nutzung der Placebowirkung eingeläutet.

Als im Zweiten Weltkrieg dem Lazarettarzt Henry Beecher das Morphin für seine schwer verletzten Patienten ausging, gab er ihnen in seiner und ihrer Not Injektionen mit Kochsalz. Die Patienten glaubten, sie bekämen weiterhin Morphin, und wurden schmerzfrei wie unter der wirklichen Droge, obwohl sie nur Kochsalz erhielten. Diese Geschichte ist ein klassisches Beispiel für den Placeboeffekt: Sie beschreibt eine heilsame Wirkung durch ein Scheinmedikament ohne Wirkstoff. Es ist offensichtlich allein die Überzeugung, ein wirksames Mittel zu bekommen, die die gewünschte therapeutische Wirkung erzielt.[1]

Definition des Placebobegriffs

Nach der klassischen Definition ist Placebo (lat.: ich werde gefallen) im engeren Sinn „eine inerte Substanz, die nach dem heutigen Stand der Wissenschaft keine pharmakologische Wirkung aufweist. Als Placebo können beispielsweise Tabletten aus Zucker oder Stärke oder eine physiologische Kochsalzlösung fungieren."[2] Verwendet wird es als wirkstofffreies, äußerlich nicht vom Original unterscheidbares Leer- oder Scheinmedikament für die Placebotherapie. Neben der pharmakologischen Intervention werden auch in der Chirurgie, in der manuellen Medizin, Akupunktur und Psychotherapie Scheinmaßnahmen durchgeführt.[3]

Jede Heilwirkung, also auch die Placebowirkung, ist abhängig von einem heilsamen, einfühlsamen und sinnstiftenden Kontext. Und Kontext ist wiederum Information.

Bei den Verwundeten im Lazarett führte ein stillschweigender Kommunikationsprozess zu der übereinstimmenden Annahme, dass in den Spritzen weiterhin Morphin war, was der Arzt durch seine bestimmte und klare Haltung, es sei so, eindeutig kommunizierte.

Im März 2010 hat der wissenschaftliche Beirat der Bundesärztekammer unter Federführung von Robert Jütte, dem Leiter des Instituts für Geschichte der Medizin, eine Stellungnahme „Placebo in der Medizin" verfasst, die vom Vorstand der Bundesärztekammer zustimmend zur Kenntnis genommen wurde. Im Vorwort heißt es: „Diese Stellungnahme des AK Placebo soll dazu beitragen, das Bewusstsein in der Ärzteschaft dafür zu schärfen, dass der Placeboeffekt bei jeder Behandlung, auch bei einer Standardtherapie auftritt. Deshalb empfiehlt die Arbeitsgruppe, Ärztinnen und Ärzten bereits in der Ausbildung sowie in der Fort- und Weiterbildung tiefergehende Kenntnisse der Placeboforschung zu vermitteln, um erwünschte Arzneimittelwirkungen zu maximieren, unerwünschte Wirkungen von Medikamenten zu verringern und Kosten im Gesundheitswesen zu sparen."[4]

Der Heilungseffekt des Placebos, nur aus der Kraft des Bewusstseins heraus, wird in der geltenden konventionellen Medizin und Wissenschaft bislang als null und nichtig bewertet. Ohne eine Wirksubstanz könne Heilung lediglich Einbildung sein. So gilt eine Placebobehandlung nur als Schein-Behandlung, der man im übelsten Fall sogar ethisch nicht vertretbare Täuschung und Hintergehung der Patienten nachsagt.

Durch die Neubewertung des wissenschaftlichen Beirats wird der Placeboeffekt nun auch amtlich-wissenschaftlich von dem allgemeinen Vorurteil der Unwirksamkeit und Unseriosität erlöst. Es ist nicht mehr länger möglich, Placebos nur als wirkstofffreie Kontrollen von Medikamentenstudien gelten zu lassen. Vielmehr treten sie als kontextabhängige, psychomentale, heilsame Wirkprinzipien in den Vordergrund, die es von Ärzten und Therapeuten zu nutzen gilt. Der entscheidende Faktor für die gelingende Heilwirkung eines Placebos oder einer Placebomaßnahme ist die Qualität der Arzt-Patienten-Begegnung (▸ S. 63 ff.).

Die Kraft des heilsamen Wortes war schon vorgeschichtlich bekannt, als Kranke durch Besprechen behandelt wurden. Im Abendland soll Platon als erster Worten die Kraft der Heilung zugesprochen haben: „Doch als er mich fragte, ob ich das Mittel wider das Kopfweh wisse, antwortete ich nicht ohne Mühe, ich wisse es. ‚Worin besteht es nun?' fuhr Charmides fort. Und ich erwiderte, dass es ein Blatt sei, zu dem Mittel aber noch ein Spruch gehöre, und dass, wenn jemand diesen spreche, beim Gebrauch von jenem das Mittel durchaus gesund mache; ohne den Spruch aber sei das Blatt nichts nütze."[5]

Das Wort und der Glaube spielen in den alten Heiltraditionen eine entscheidende Rolle. In der christlichen Kultur wird Jesus als Heiland bezeichnet. Wann immer Jesus einen Kranken heilte wie die „blutflüssige Frau" (Luk. 8.48) oder den Blinden (Luk. 18.42) sprach er die Formel: „Dein Glaube hat dir geholfen." Nicht Gott oder eine im Außen existierende Instanz. In uns selbst geschieht es. Unsere Haltung, unsere Überzeugung öffnet uns unserem tiefsten Heilungspotenzial. Es ist ein Geschenk und ein Geheimnis zugleich. Im Jahr 1785 tauchte das Wort Placebo erstmalig in einem medizinischen Lexikon auf und für das Jahr 1811 lassen sich Belege finden, dass der Begriff in einem ähnlichen Zusammenhang wie heute verwendet wird.

Weit mehr als 100 wissenschaftliche Studien zum Placeboeffekt werden jährlich veröffentlicht. Um diesen Effekt theoretisch-wissenschaftlich erklärbar und klinisch nutzbar machen zu können, müssen „alle relevanten physischen und psychischen Systeme und deren Funktionen sowie deren Zusammenspiel unter bestimmten Randbedingungen verstanden werden, wie z. B. das Arzt-Patienten-Verhältnis. Die Suche nach den Mechanismen des Placeboeffekts kann daher nur inter- bzw. multidisziplinär erfolgreich sein“[6].

Die Erwartungshaltung als Weichenstellung für die therapeutische Wirksamkeit

Man geht davon aus, dass der Placeboeffekt umso effektiver ist, je höher die Erwartungshaltung des Patienten ist. Bereits die Tatsache, dass Patienten an einer Studie teilnehmen, verändert bei diesen Probanden die Wirkung einer pharmakologischen Substanz. Benedetti und Kollegen zeigten umgekehrt, dass keine oder nur eine verringerte Wirkung auftritt, wenn das zu prüfende Pharmakon unbemerkt zum Beispiel über eine Infusion appliziert wird.[7] Solche Befunde legen nahe, dass die Interpretation des Kontextes eine wesentliche Rolle spielt.

Eine Studie von Kaptchuk aus dem Jahr 2001[8], die heute unter den Bedingungen der Patienteninformation und -zustimmung nicht mehr möglich wäre, zeigt deutlich, welchen Einfluss das Wissen um die Teilnahme an einer Studie auf die therapeutische Wirkung entfaltet. „Ohne ihr Wissen wurden hospitalisierte Patienten mit Tumorschmerzen in zwei Gruppen mit und ohne Patientenaufklärung über die Teilnahme in einer placebokontrollierten Studie unterteilt. In der Gruppe mit Patienteninformation waren Naproxen und Placebo jeweils signifikant effektiver als bei den nicht aufgeklärten Patienten. Darüber hinaus wirkte die Patientenaufklärung unterschiedlich hinsichtlich der Differenz zwischen Placebo und Naproxen. Während dieser Unterschied mit Aufklärung sehr klein war, war er ohne Aufklärung viel größer“[9] (► Abbildung 3.1).

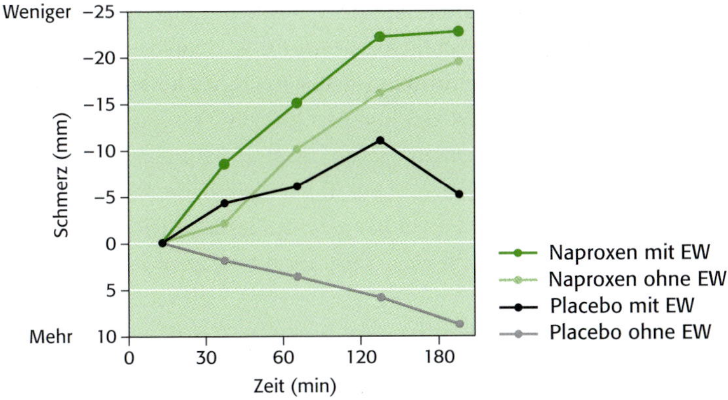

Abb. 3.1 Einfluss der Patientenaufklärung auf den Therapieeffekt (EW: Patienten mit Aufklärung und Einwilligung)

Die Erwartungen der Patienten können ohne weiteres Arznei- oder sonstige Therapiewirkungen verstärken, abschwächen oder sogar umkehren. Letzteres wurde anlässlich einer New Yorker Asthma-Studie bereits im Jahr 1970 veröffentlicht.[10] Die Studienteilnehmer bekamen entweder den Wirkstoff Isoproterenol, eine bronchienerweiternde Substanz, die Asthma verbessert, oder Carbachol, ein bronchial verengendes Mittel, das Asthma verschlimmert. Einmal sagte man den Patienten, was für ein Medikament sie erhielten, ein anderes Mal, dass sie genau das gegenteilige Mittel bekämen. Die Studie zeigte, dass sich die Wirkung der Medikamente verstärkte, wenn die Patienten wussten, welches Mittel sie bekamen. Nahezu schockierend war jedoch die Beobachtung, dass bei Patienten, die das verengende Mittel Carbachol bekamen, jedoch glaubten, es sei Isoproterenol, sich die Bronchien tatsächlich erweiterten und umgekehrt. Allein die Überzeugung, ein bestimmtes Mittel zu bekommen, konnte die bekannte Medikamentenwirkung ins Gegenteil verkehren.

Solche Studien sind geeignet, die Fragen nach der Möglichkeit, objektive Studien durchzuführen, neu zu stellen und zu bewerten.

Hierbei ist noch nicht einmal die Frage berücksichtigt, welchen Einfluss die Untersucher, die als wissende Teilnehmer selbst Teil des Experiments sind, mit ihren Intentionen und ihren Erwartungen auf den Studienverlauf haben.

Ein Placeboeffekt ist umso ausgeprägter, je invasiver die medizinische Maßnahme ist. Liegt er bei der oralen Gabe eines Medikaments im Mittel bei 30 bis 50 Prozent, steigt der Effekt auf 60 bis 70 Prozent bei Injektionen oder Operationen. Eine hohe therapeutische Wirksamkeit wird bereits dadurch erreicht, dass Patienten *annehmen*, sie bekämen ein echtes Medikament oder einen echten medizinischen Eingriff. So haben Placebos eine signifikant höhere Heilwirkung gegenüber nicht-behandelten Personen. Von allen echten Arzneimittelwirkungen lassen sich 20 bis 80 Prozent allein auf den Placeboeffekt zurückführen.[11] Diese spontane Heilwirkung, ausgelöst durch den Glauben, ein echtes Medikament zu bekommen, ist für die Pharmaindustrie ein äußerst „unerwünschter" Faktor. Er könnte in vielen Bereichen die Gabe chemischer Wirkstoffe ernsthaft infrage stellen, wenn doch der Glauben an die Wirkung den gleichen Erfolg bringt, nur eben ohne Nebenwirkungen und erheblich billiger.

Die Wirkung des Bewusstseins – nicht nur des Placeboeffekts, der sich als Ausdruck unbewusster oder bewusster Erwartungen äußert – anzuerkennen, zu berücksichtigen und darüber hinaus für die Menschen zu nutzen, ist das, was in der Medizin dringend ansteht. Wir stehen an der Schwelle dieser Weiterentwicklung.

Es gibt einen Aspekt des Bewusstseins, den die moderne Physik Erwartungsfeld nennt. In diesem Erwartungsfeld wirken alle inneren Überzeugungen, Einstellungen und Konditionierungen als Informationen. Besonders für uns Ärzte und Therapeuten, denen es um eine heilsame Medizin und Therapie geht, ist es wichtig, sich der eigenen Bewusstseinsinhalte hinsichtlich Heilungschancen (Placebo) oder negativer Haltungen (Nocebo) bewusst zu werden, denn auch sie bestimmen mit darüber, was im Organismus der betroffenen, kranken Menschen passiert.

Placeboeffekt bei nicht-medikamentösen Therapien

Placeboeffekte spielen nicht nur bei der Verabreichung von Medikamenten eine Rolle, sondern auch bei allen anderen, medizinisch-therapeutischen Maßnahmen – und je patientenzugewandter sie sind, desto mehr. Exemplarisch dafür sind die groß angelegten Akupunkturstudien, die in Deutschland durchgeführt und inzwischen zu den am besten nach den Richtlinien der evidenzbasierten Medizin im Goldstandard der randominiserten Doppelblindstudien untersuchten Methoden zählen.

Viel Aufregung gab es Anfang des Jahrtausends um die ART-Studien (acupuncture randomised trial).[12] Man wollte die Wirksamkeit der Akupunktur für die Indikationen Knie-, Lendenwirbelsäulen- und Migräneschmerzen nachweisen, die auch für alle Indikationen bestätigt werden konnte. Die Akupunktur war nicht nur besser als die Kontrollen, sondern zum Teil auch besser als die medikamentöse Standardtherapie. Die Aufregung entstand, weil bei der Migränestudie die Scheinakupunktur – es wurden Akupunkturnadeln an Nicht-Akupunkturpunkten gesetzt – genauso signifikant wirksam war wie die echte Akupunktur. Die Boulevardpresse griff das Thema auf ihre Weise auf: Braucht man überhaupt noch eine Akupunkturausbildung, wenn es im Grunde egal zu sein scheint, wohin man sticht? Wenn die echte Akupunktur bei Migräne nicht besser als das Placebo wirke, dann habe sie nach gängiger wissenschaftlicher Lesart ihren Wirknachweis nicht bestanden. Die öffentliche Diskussion hatte außerdem zur Folge, dass die Indikation der Migräneschmerzbehandlung mit Akupunktur aus der Kostenerstattung der gesetzlichen Krankenkassen herausfiel. Dabei wird übersehen, dass die Akupunktur genauso gut oder besser wirksam war als die medikamentöse Therapie. Der entscheidende Punkt ist hier mit hoher Wahrscheinlichkeit, dass die Migräne als eine funktionelle, nicht organische Störung offensichtlich durch die sehr positive Einstellung der Patienten zur Methode, durch ihre Offenheit und ihre Überzeugung, dass ihnen durch die Akupunktur geholfen werden kann –

dieselbe Überzeugungen hatten selbstverständlich auch die Ärzte – und durch die in der Methode begründete starke Zuwendung und Präsenz der Behandler sehr gut auf Scheintherapie reagiert. Die ART-Studie spricht für den hohen Rang des Placebos – nicht gegen die Akupunktur.

Es gab jedoch noch ein weiteres, sehr spannendes Ergebnis der ART-Studie: Der Kontrollgruppe der nicht-behandelten Patienten wurde als Belohnung versprochen, dass sie nach Abschluss der eigentlichen Studie ebenfalls mit Akupunktur behandelt werden. Allein die Aussicht auf eine Behandlung führte bei den Probanden zu einer signifikanten Verbesserung der Migränebeschwerden bereits vier Wochen, bevor sie tatsächlich behandelt wurden. Diese Tatsache macht ebenfalls deutlich, wie stark sich eine positive Erwartungshaltung auf die Heilung auswirkt.

Positive, heilsame Erwartungen und Intentionen – und das gilt für beide Seiten, für die Patienten wie für die Ärzte und Therapeuten – wirken sich nach denselben Mechanismen aus wie negative, belastende Vorstellungen. Auch das entspricht der täglichen, klinischen Erfahrung. Für Ärzte und Therapeuten ist es dabei wichtig zu wissen, dass sich das gesamte, durch Studium und Weiterbildung internalisierte Wissen von der Krankheitslehre, über Statistiken bis hin zur Prognostik, das statistisch durchaus gut belegt sein mag, jedoch auf den einzelnen Menschen nicht ohne Weiteres zu übertragen ist, auf unbewusste Art und Weise in die Erwartungshaltung gegenüber den Heilungschancen der Patienten durchschlägt. Glauben wir selbst als Ärzte und Therapeuten nicht an die Möglichkeit einer Besserung oder gar Heilung, wirkt das – auch ohne es zu verbalisieren – unbewusst im Patienten. Es schlägt sich als Heilung blockierende Information im Erwartungsfeld nieder, in dem Arzt und Patient ein überlappendes, unmittelbares Wissen teilen. Menschen in den heilenden Berufen, die diesen Beruf ergreifen, um anderen zu helfen, blockieren allzu oft durch unbewusste, negative Einstellungen und Haltungen die Heilungsprozesse ihrer Patienten. Dafür ein Bewusstsein zu schaffen, kann eine wesentliche Weichenstellung in Richtung Gesundheit bedeuten.

Nocebo – die krank machende Information

Positive Erwartungshaltungen und Überzeugungen können Heilungsprozesse unterstützen. Ebenso wirken sich negative Botschaften, Haltungen und Intentionen wie Ängste, Hoffnungslosigkeit oder fehlender Glauben an die eigene Heilung den Heilungsmöglichkeiten entgegen. Das ärztliche Ethos fordert: Nihil nocere – nicht schaden. Meist wird das im Sinne von schädlichem Handeln verstanden: eine falsche Therapie oder ein falsches Medikament. Weitaus häufiger schaden Ärzte und Therapeuten jedoch durch Worte oder abweisende und negative Haltungen, durch Botschaften, die sehr subtil und deren Auswirkungen den wenigsten Menschen im Heilberuf bewusst sind. Jede unbedachte Äußerung kann beim Patienten als negative Botschaft ankommen. Das Gegenteil des Placebos ist das Nocebo (lat.: ich werde schaden).

„Schlechte Neuigkeiten fördern schlechte Physiologie", weiß Clifton Meador von der Vanderbilt-Universität von einem Patienten zu berichten, bei dem fortgeschrittener Krebs diagnostiziert wurde. Der Kranke, seine Familie und auch seine Ärzte glaubten, dass er nur noch kurze Zeit zu leben hätte. Der Kranke hielt sich an die Prognose und starb einige Wochen später. Als der Leichnam untersucht wurde, hatte sich der Tumor nicht vergrößert und keine Metastasen gebildet. Laut Meador starb der Mann nicht an Krebs, „sondern daran, dass er glaubte, an Krebs zu sterben. Wird man von allen behandelt, als ob man bald sterben müsse, glaubt man das irgendwann. Alles im Leben dreht sich dann nur noch um das Sterben." [13]

Der amerikanische Kardiologe und Friedensnobelpreisträger Bernard Lown schildert eine Visite mit einem schlecht gelaunten Chefarzt. Dieser hatte zu seinen Ärzten gesagt, dass es sich bei der begutachteten Patientin nur um einen Fall von TS handeln könne. „TS" steht im Medizinerjargon für Trikuspidalklappenstenose, die meist harmlose Verengung einer Herzklappe. Die Patientin äußerte nach der Visite gegenüber Lown, der damals noch Assistent war, dass dies das Ende sei, denn TS müsse „terminale Situation“ heißen. Sie habe verstanden, was die Ärzte sich in ihrer Fachsprache zugeraunt hätten. Obwohl Lown der Patientin versicherte, dass sie sich keine Sorgen zu machen brauche und die Abkürzung erklärte, verschlechterte sich ihr Zustand. Als der Chefarzt eintraf und die Patientin aufklären und beruhigen wollte, war sie bereits gestorben.[14]

Auch die psychische Verfassung kann sich entweder wie ein Placebo, das heißt gesundheitsfördernd, oder wie ein Nocebo (gesundheitsschädlich) auswirken. Laut Professor Karl-Heinz Ladwig, dem Leiter der Arbeitsgruppe internistische Psychosomatik/Psychokardiologie der TU München, erhöhen Depressionen und negative Gefühle die Gefahr für Infarkte so stark wie Bluthochdruck.[15]

Angst ist eines der größten und am stärksten wirksamen Nocebos. Sie unterhält besonders krank machende und schädliche Überzeugungen und Glaubenssätze. Das gilt gleichermaßen für Patienten wie für Ärzte und Therapeuten. Patienten haben Angst, krank zu werden oder zu bleiben, zu leiden, Schmerzen zu haben, zu siechen und zu sterben, invalid und abhängig zu werden, im Koma zwangsernährt und mit Maschinen künstlich am Leben erhalten zu werden und nicht in Würde sterben zu können. Alle diese Ängste wirken als Nocebos – mehr als wir es uns gewöhnlich vorstellen können.

Und neben den Ängsten der Patienten sind da auch noch die der Ärzte, die unter Umständen genauso verheerend auf die Krankheitsentwicklung ihrer Patienten wirken. Die eigene Angst vor Krankheit, Leid und Schmerz hindert sie daran, auf ihre Patienten adäquat, d.h. heilsam einzugehen. Ärzte ziehen sich aus Angst hinter die formalen Abläufe des Medizinbetriebs zurück und verlieren die heilsame Nähe zum Patienten. Die eigene Unsicherheit überträgt sich wie eine ansteckende Krankheit auf die Patienten und zieht sie weiter in ihre unheilvollen Befürchtungen hinab. Ärzte, die blind ihren Lehrbüchern, den zwangsläufig negativen Abläufen der Krankheitslehren und den statistisch erwiesenen schlechten Prognosen von Krankheiten Glauben schenken und nicht ihrer Intuition und der Heilkraft von wirklicher Behandlung folgen, schränken durch derartige Festlegungen und Festschreibungen das Heilungspotenzial ihrer Patienten erheblich ein.[16] Die Angst, Fehler zu machen, wenn man sich nicht an Standardtherapien und Behandlungsleitlinien hält, schränkt die Fähigkeit, auf die Individualität der Patienten einzugehen und individuell unterschiedliche Lösungswege in Erwägung zu ziehen, beträchtlich ein. Zu den eigenen Zweifeln in Fragen unabhängiger Therapie kommt noch die Angst vor Strafverfolgung dazu. Will der Arzt vermeiden, dass eine eigentlich sinnvolle und für gut befundene Therapie durch die vorgeschriebene Aufklärung über Risiken und Nebenwirkungen überschattet wird, weil sie dem Heilungsprozess entgegenwirkende Ängste schüren, dann riskiert er damit unter Umständen einen Prozess. Wie heilsam kann ein Medikament überhaupt wirken, wenn der Patient alle Risiken und Nebenwirkungen auf dem Beipackzettel liest? Wird dadurch nicht jedes noch so wirksame und gute Medikament unweigerlich zum Nocebo? Wir Ärzte und Therapeuten müssen uns nicht wundern, dass wir mit so vielen Nebenwirkungen konfrontiert werden, die durch angstmachende Informationen des Medizinbetriebs erst induziert werden.

Allein ein Gedanke wie „da ist nichts mehr zu machen“ hat eine verheerende Nocebowirkung, der Arzt muss ihn nicht einmal aussprechen. Eine negative Einstellung des Patienten wie „mir ist sowie so nicht mehr zu helfen“ wirkt in dieselbe Richtung. Das sind Noceboüberzeugungen, die sich schneller verwirklichen können, als gemeinhin vermutet wird. Dies sollte Anlass genug sein, um unverzüglich einen intensiven Dialog darüber zu beginnen und nach besser geeigneten Wegen der Patienteninformation und für den Patientenschutz zu suchen.

Der Arzt als Heilmittel

Zuwendung und sinnstiftender Kontext wirken heilsam

Alle Studien zum Placeboeffekt weisen auf die überragende Rolle ärztlich-therapeutischer Zuwendung als tragendes Element des Placeboeffekts hin, das heißt auf die Bedeutung des Vertrauens der Patienten darauf, dass der Arzt bzw. Therapeut kompetent ist und das Richtige mit ihnen tun wird. Zuwendung braucht Zeit, geeignete Rahmenbedingungen und die Bereitschaft, sich nicht nur medizinisch, sondern auch menschlich auf das Gegenüber einzulassen und sich ihm zur Verfügung zu stellen. Die Voraussetzungen in der ambulanten und stationären medizinischen Versorgung sind derzeit nicht optimal.[17,18,19,20] Die konventionellen medizinischen Rahmenbedingungen haben sich in den vergangenen Jahren derart verschlechtert, dass die Patientenzufriedenheit immer mehr sinkt. Dies wirkt sich nach dem zuvor Gesagten verheerend auf die heilsamen, selbstregulatorischen Funktionen aus, die durch Zuwendung und Placeboeffekte hervorgerufen werden können. So ist es nicht verwunderlich, dass die größten Heilerfolge und die größte Patientenzufriedenheit bei ganzheitlich arbeitenden Therapeuten verzeichnet werden wie z.B. Homöopathen, Akupunkteuren, Osteopathen und anderen Vertretern der Komplementärmedizin, die sich bewusst Zeit für ihre Patienten nehmen.[21] Die Patienten fühlen sich von ihnen ernst- und angenommen. Eine mitfühlende, heilsame Empathie bestimmt Atmosphäre und Begegnung. Es gibt genügend Zeit, um auf die für den Patienten wesentlichen Anliegen und Hintergründe einzugehen. Der Austausch zwischen Therapeut und Patient findet in gegenseitigem Respekt, auf gleicher Augenhöhe und im Vertrauen statt. Ganzheitlich orientierte Therapeuten sind in der Lage, einfach nur zuzuhören – möglichst ohne zu urteilen und zu bewerten. In einer solchen Begegnung wird es zum Hauptanliegen herauszufinden, was genau der jeweilige Patient braucht.

Schon allein dieser sinnstiftende, Verbindung schaffende Kontext ist heilsam und wirkt als solcher. Die zuversichtliche, heilsame Ausstrahlung eines Therapeuten ist eine unabdingbare Voraussetzung dafür, dass Patienten ihrem eigenen Heilungsprozess vertrauen können. Diese Kompetenz kann man nicht künstlich herstellen wie die erlernte Business-Freundlichkeit etwa in der Bahn oder in einer Bank.Voraussetzung ist eine authentische und natürliche Haltung der behandelnden Personen. Sie spiegeln dem kranken Menschen heilsame Überzeugungen und entsprechendes Mitgefühl wider. Patienten lassen sich grundsätzlich nicht durch aufgesetzte Empathie täuschen. In einer aufrichtigen und zugewandten Haltung wird es möglich, das Potenzial der Heilung im Patienten wachzurufen.

Schon für den ungarischen Psychoanalytiker Michael Balint war die Rolle des Arztes bei der Heilung und die gelingende Arzt-Patienten-Beziehung das zentrale Thema seiner Arbeit.[22] Viele Ärzte bemühen sich durch die Impulse, die Balint setzte, um die Verbesserung dieser Beziehung. Seine Gruppenarbeit basierte auf der Erkenntnis, dass „das am allerhäufigsten verwendete Heilmittel der Arzt selber“ sei und dass es für dieses „hochwichtige Medikament noch keinerlei Pharmakologie gibt.“[23] Damit reiht sich Balint in eine alte Tradition ein, die ihre Wurzeln in der Antike bei den Asklepiaden hat, deren berühmtester Vertreter Hippokrates war, und die sich über Ärzte wie Galen, Paracelsus oder in der Neuzeit Viktor von Weizsäcker fortgesetzt hat. Bereits die Anwesenheit des Arztes kann eine heilsame, suggestive Wirkung entfalten. Diesen Effekt gilt es im Interesse des Patienten zu nutzen. Ärzten, die übertrieben kritisch auf die interne Validität der Wirksamkeit von Medikamenten oder medizinischen Maßnahmen fixiert sind, fällt dies jedoch schwer.

In einer Studie von Benedetti und Kollegen erwies sich eine Placebospritze, die von einem Arzt im weißen Kittel verabreicht wurde, als genauso wirksam wie eine verdeckte, automatisch verabreichte, Injektion von Morphin.[24]

Wie groß der Einfluss allein schon der Anwesenheit und Zuwendung des Arztes auf die Besserung von Beschwerden ist, konnte

Kaptchuk an 262 Patienten mit Reizdarmsyndrom nachweisen. Die Kontrollgruppe bekam keine Behandlung, die zweite Gruppe eine Scheinakupunktur ohne besondere ärztliche Zuwendung, die dritte Gruppe erhielt ebenfalls eine Scheinakupunktur, jedoch mit deutlicher ärztlicher Zuwendung. In der Gruppe der Scheinakupunktur ohne Zuwendung besserten sich die Beschwerden um 44 Prozent, der größere Effekt war in der Gruppe mit ärztlicher Zuwendung zu beobachten und lag bei 62 Prozent.[25] Dabei ist zu beachten, dass in dieser Studie im Sinne von Wirkstoff oder Wirkmethode überhaupt keine medizinisch wirksame Maßnahme angewendet wurde.

„Der Placeboeffekt, der ein wesentlicher Bestandteil unspezifischer Effekte ist, wirkt im psychosozialen Kontext. Dieser psychosoziale Kontext ist im medizinischen Alltag maßgeblich durch die Qualität der Arzt-Patienten-Interaktion geprägt. Daher dürfte klar sein, dass eine gute Arzt-Patienten-Beziehung letztlich auch den Placeboeffekt fördert. Diesen Schluss legen zahlreiche Befunde aus der Placeboforschung nahe, wenn auch nur indirekt, weil bislang dazu nicht systematisch geforscht wurde.[26]

Es gibt keine Medikamentenwirkung oder Wirkung einer anderen medizinischen Maßnahme ohne Placeboeffekt. Die Gesamtwirkung ist stets die Summe der Wirkung des Wirkstoffs oder der medizinischen Maßnahme plus der Placebowirkung. Das kann zu paradoxen Situationen führen, die einem rein molekular denkenden Mediziner und Wissenschaftler zu denken geben müssten. Wenn zum Beispiel zwei verschiedene Medikamente, die bei derselben Erkrankung indiziert sind, jedoch pharmakologisch unterschiedlich stark wirken, im Studienvergleich gegeben werden, dann kann die Gesamtwirkung des eigentlich schlechter wirksamen Mittels deutlich besser sein, wenn es mit entsprechender ärztlicher Zuwendung verabreicht wird, als das eigentlich stärker wirksame Mittel ohne Zuwendung (► Abbildung 3.2).

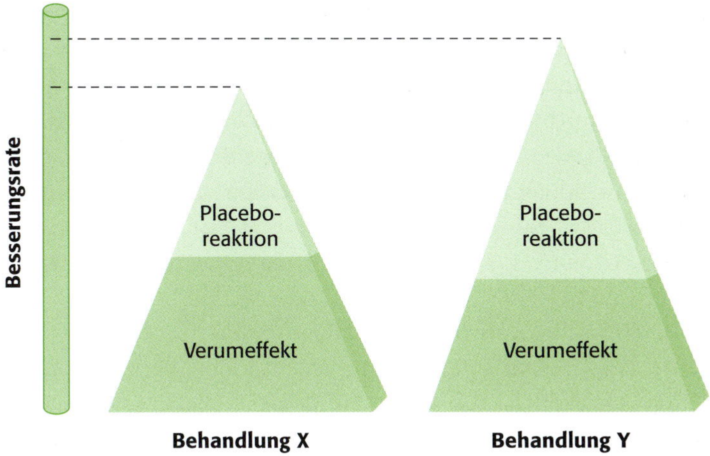

Abb. 3.2 Vergleich zweier Behandlungsformen X und Y (Quelle: Stellungnahme des Wissenschaftlichen Beirats der Bundesärztekammer „Placebo in der Medizin")

Dieses Phänomen wirft Fragen für die Erforschung und Entwicklung pharmazeutischer Produkte auf. Viele Neuentwicklungen erfüllen nicht die Hoffnungen, die in sie gesetzt werden. Sie weisen nur marginale Verbesserungen der Wirkung auf und das oft mit zusätzlichen Nebenwirkungen – zwei Faktoren, die den Nutzen für die Patienten stark infrage stellen. Die wenigsten der sogenannten Neuentwicklungen sind tatsächlich neue Medikamente, sondern oft nur Modifikationen älterer, die obendrein fast immer erheblich teurer als die früheren, bewährten Präparate sind und so die Gesundheitsbudgets erheblich belasten. Gleichzeitig führt der ökonomische Druck in den Praxen und Krankenhäusern zu einer immer dünneren Personaldecke mit der Folge, dass immer weniger Zeit für den einzelnen Patienten zur Verfügung steht. Zeit, die dem Patienten zugute kommen könnte, in der er mehr ärztliche Zuwendung erfahren und mehr aufgeklärt, instruiert und an seiner Behandlung beteiligt werden könnte. All das würde die Wirksamkeit der Medikation, gerade der altbewährten Standardmittel und anderer medizinischer

Maßnahmen beträchtlich erhöhen. Ich bin mir sicher, um einiges mehr als die marginalen Verbesserungen vieler neu entwickelter Substanzen. Mehr ärztliche Zuwendung würde dazu führen, dass die Ausgaben für Medikamente um ein Vielfaches sinken. Das eingesparte Geld könnte für eine zeitintensivere medizinische Versorgung mit weniger unerwünschten Nebenwirkungen, dafür mit mehr menschlicher und fachlicher Zuwendung und Zeit eingesetzt werden.

Der Trick der „individualisierten Medizin"

Unter dem Gesichtspunkt der ärztlichen Zuwendung zum Patienten ist auch das Thema der „individualisierten" oder „personalisierten" Medizin zu beleuchten. Darunter verstehen die Molekularbiologen und Genetiker die Entwicklung von genetisch-molekular maßgeschneiderten Medikamenten. Sie folgen dabei dem Ansatz, mithilfe genetischer Marker und anderer Diagnoseverfahren zu erkennen, welcher Patient von welchen Medikamenten in welchen Dosierungen profitiert. Die moderne Kombination „molekular", „bio" und „individuell" übt einen großen Reiz aus – selbst auf Anhänger der Komplementärmedizin. Da auch die Politik diese Entwicklung unterstützt, fließen mittlerweile immense Summen an Forschungsgeldern für die „individuelle Pharmakologie", obwohl bisher Belege für ihren Nutzen fehlen.

Das Engagement der Pharmaindustrie bei der Weiterentwicklung der „individualisierten Therapie" ist leicht nachvollziehbar, denn in den vergangenen 20 bis 30 Jahren gab es keine wirklichen Innovationen bei neuen Medikamenten. Die Pharmaindustrie steckt tief in der Krise. Lukrative Patente laufen aus, doch mangels neuer wirksamer Medikamente haben sich die Medikamentenzulassungen seit den 1990er-Jahren halbiert.[27] Neue Mittel sind den alten selten überlegen, gleichzeitig werden die Nebenwirkungen der Neuentwicklungen stärker. Das unabhängige französische Pharmablatt *Revue Préscrire* bewertet nur 17 von 104 angeblichen Neuentwicklungen der Pharmaindustrie als „womöglich hilfreich“ oder „bietet gewisse Vorteile.“ Kein Mittel konnte die bisherige Standardtherapie verdrängen. „Das gegenwärtige Konzept der individualisierten Medizin krankt daran, dass es eingeengt ist auf Biochemie und nach Eigenheiten von Rezeptoren oder molekularen Charakteristika der Krebszellen und Krankheitsgene sucht. Ob eine Therapie anschlägt, ist jedoch auch von der Erwartung und psychischen Verfassung der Patienten abhängig.“[28]

Mit der Entwicklung von Nischenmedikamenten erschließt sich für die Pharmaindustrie durch den Trick der „individualisierten Therapie“ ein riesiger Markt. Der Trick besteht darin, dass nach dem gerade verabschiedeten Arzneimittelmarktneuordnungsgesetz (AMNOG) auf Betreiben der damaligen Regierungskoalition seit Januar 2011 Medikamente gegen seltene Erkrankungen aus der so wichtigen Nutzenbewertung herausgenommen werden. Das bedeutet, dass jedes Medikament unter dem Schlagwort „individualisierte Medizin“ zum Mittel gegen seltene Erkrankungen zugelassen werden kann, ohne dass abgeklärt werden muss, ob diese Mittel den Patienten auch tatsächlich helfen.

Schon die Bezeichnung „individualisierte Medizin“ ist irreführend – um nicht von einem Etikettenschwindel zu sprechen. Geht es bei diesen Pharmaka doch ausschließlich darum, individuell erstellte genetische und molekularbiologische Patientenprofile zur Klassifizierung der Krankheit auf molekularer Ebene zu nutzen, um genomisch und molekular entsprechende Medikamente auswählen oder neu entwickeln zu können. Der von der Pharmaindustrie lancierte Begriff der „individualisierten Therapie“ suggeriert eine ganzheitlich orientierte Medizin im alternativen Sinne, ist jedoch meilenweit davon entfernt. Denn in einer wirklich individuellen Medizin stünde der Patient als Individuum und ganzer Mensch mit seiner Lebensgeschichte, seinen mit und durch die Krankheiten entstandenen Fragestellungen und Problemen, mit seinen für die Krankheit und die Gesundung relevanten Beziehungen, seinen Nöten und Bedürfnissen im Mittelpunkt der diagnostischen und therapeutischen Aufmerksamkeit. Eine „individualisierte Medizin“, die nur die Entwicklung neuer Medikamente und Biomarker zum Ziel hat, kann jeder Arzt auch ohne Ansehen der Person praktizieren.

Nach der vollständigen Aufschlüsselung des menschlichen Genoms durch Craig Venture im Jahr 2000 hat sich eine starke Euphorie breitgemacht, nun endlich den Schlüssel gefunden zu haben, um das Ende der Ära, die im Zeichen von Krankheit stand, einläuten zu können – vergleichbar mit der Euphorie in den 1950er-Jahren, die durch die Entwicklung der Antibiotika ausgelöst wurde.

Die Fortschritte in der genetischen Forschung versetzen uns in die Lage, alle krankheitsbezogenen, genetischen Varianten eines Individuums aufzudecken. Man glaubt zu wissen, dass es bis zum Jahr 2019 Routine sein wird, das Genom von neugeborenen Kindern aufzuschlüsseln.[29] Die „individualisierte Medizin“ versucht dadurch nach eigener Vision, prädiktiv und präventiv zum Gesundheitsverhalten der Menschen und zu den Möglichkeiten medizinischer Prävention beizutragen. Diese Vision lässt jedoch schnell das Gespenst des „gläsernen“ Patienten auftauchen mit der Frage nach dem Missbrauch zum Beispiel durch Arbeitgeber oder Krankenversicherer oder nach der unvermeidlichen Wissenslast, wenn man sich mehr oder weniger krankheitsdisponiert weiß. Es entstehen massive innere Konflikte, wenn jemand weiß, dass er genetisch prädisponiert ist, einen Diabetes mellitus oder eine Krebserkrankung zu entwickeln. Bei aller genetischen Prädisposition kann jedoch niemand im Voraus sagen, ob sich eine solche Erkrankung jemals realisieren wird. Die genetische Aktivität ist keine feste Größe und wird nach den neuesten Erkenntnissen der Epigenetik durch Umwelt- und Innenweltfaktoren unterschiedlichster Art modifiziert und variiert. Jedoch kann allein das Wissen um eine solche Disposition je nach Veranlagung und Ängsten weitreichende Folgen haben. Die Folgen werden jetzt schon mit dem bis dato gewonnenen Wissen über Krankheitsdispositionen spürbar. So lassen sich immer mehr Frauen mit einer familiären Belastung für Brustkrebs schon vorbeugend die Brüste entfernen. Solche Entwicklungen würden sich erheblich verstärken, ließen wir ein krankheitsbezogenes genetisches Screening bei allen Neugeborenen zu.

Mit der „individualisierten Medizin“ wird versucht, durch genetische und biomolekulare Marker Krankheitsprofile zu erstellen, für die dann passgenaue Medikamente entwickelt werden. Das ist *noch* eine Vision, in die weltweit viel Arbeit und Geld investiert wird. Die Fachwelt wurde mit geschätzten 150 000 wissenschaftlichen Publikationen zu Tausenden angeblichen Biomarkern überflutet, von denen aber weniger als 100 bisher für eine klinische Routineanwendung validiert wurden.[30]

Die Grundlage für den Versuch, breite Standardmedikation durch individuell angepasste Medikamente entsprechend dem genetischen, molekularbiologischen Risikoprofil zu ersetzen, ist die Annahme, man könne der Komplexität eines Krankheitsgeschehens mit einer einzigen, monokausalen Therapieform begegnen. Dabei werden jedoch die vielen Faktoren und Komponenten unterschätzt, die der Entwicklung und dem Verlauf einer Krankheit zugrunde liegen und sie beeinflussen. Krankheit isoliert vom kranken Menschen zu betrachten – quasi wie in einem In-vitro-Experiment –, ist die alte mechanistisch-atomistische Sichtweise. Die Betrachtung der Krankheit für sich allein ist schon komplex genug. Die noch größere Komplexität des Krankheitsgeschehens liegt jedoch im *Kranksein*. Wir behandeln stets kranke Menschen und nicht eine isolierte Krankheit. Die Komplexität des Krankseins besteht aus vielen Schichten: aus der Einzigartigkeit jedes Patienten, seinen individuellen Krankheitsvoraussetzungen, seinem ganz speziellen Krankheitsverlauf, seinen psychischen Voraussetzungen der Krankheitsbewältigung oder auch seinen ganz speziellen Lebensbedingungen.

Individuelle Medizin

Im Gegensatz zur „individualisierten Medizin“ ist die individuelle Medizin vielschichtig und betrifft den Menschen als Ganzes. Rückblickend auf meine über 35-jährige ärztliche Tätigkeit, kann ich nur feststellen, dass jede Therapie, auch wenn es sich um dasselbe Krankheitsbild handelt, immer von Patient zu Patient unterschiedlich war und sein musste, weil jeder meiner Patienten seine eigenen individuellen Voraussetzungen mitbrachte. Viele meiner Kollegen teilen diese Erfahrung und Einschätzung.[31] Evidenzbasierte Medizin kann und darf Ärzte, ärztliche Intuition und ärztliches Handeln nicht ersetzen (► S. 11 ff.): „Der Arzt behandelt nicht Bakterien oder defekte Organe, sondern kranke Menschen", lautet deshalb die Botschaft Viktor von Weizsäckers.

Jede ganzheitliche, patientengerechte Behandlung bezieht Faktoren wie Konstitution, Lebensbedingungen, Lebensumfeld, psychische Verfassung, Zuverlässigkeit, Patientenwunsch und die fachliche und menschliche Kompetenz des Arztes und weiterer Therapeuten mit ein. Das Zusammenführen dieser unterschiedlichen Aspekte aufseiten des Patienten und des Arztes ist geradezu die Voraussetzung dafür, eine Therapie zu optimieren. Eine Therapie, die niemals statisch festgeschrieben sein kann, sondern die sich den stets verändernden Gegebenheiten anpasst. Und genau das verstehen die meisten Menschen unter individueller oder individualisierter Medizin – eine Medizin, die sich an den individuellen Besonderheiten und Bedürfnissen, am Verständnis und den individuellen Möglichkeiten der Patienten und an den fließenden, lebendigen Veränderungen des Krankheits- beziehungsweise des Heilungsgeschehens orientiert.

Das Designen maßgeschneiderter, an Biomarkern ausgerichteter Medikamente und das Erstellen individueller, genetisch-molekular definierter Risikoprofile ist eine Entwicklung, die einen eigenen Stellenwert hat – möglicherweise zur besser differenzierbaren Behandlung bestimmter Karzinome, um nur ein Beispiel zu nennen. Ob diese Methoden eine breitere Anwendung zur Behandlung der Volkskrankheiten finden könnten, wird sich erst noch herausstellen müssen.

Angesichts der großen und noch völlig unzureichend genutzten selbstregulatorischen Heilungskapazität im Menschen selbst, die dank der Placeboforschung immer deutlicher wird und mittlerweile auch von eher materialistisch denkenden Medizinern und Wissenschaftlern nicht mehr wegdiskutiert werden kann, stellt sich allerdings die Frage, ob der hohe Forschungs- und Kostenaufwand der genetisch-molekularbiologisch definierten „individualisierten Medizin" für die Erforschung pharmazeutischer Neuentwicklungen noch in einem angemessenen Verhältnis zum zu erwartenden Nutzen steht. Ob angesichts der Komplexität eines Krankheitsgeschehens die körpereigene Intelligenz und Regulationsfähigkeit, die eigenen Selbstheilungsmechanismen, stimuliert durch heilsame Erwartungshaltungen im Sinne des Placeboeffekts (▸ S. 43 ff.), nicht erheblich wirksamer sind als eine monokausale, genetisch und biochemisch definierte Substanz, die in eine Gesamtkomplexität eingreift, ohne dass letztlich genau bekannt ist, was das Drehen eines kleinen Rädchens im Gesamtgeschehen bewirkt.

Arzt-Patienten-Begegnung als Heilmittel

Ärzte und Therapeuten haben das Potenzial, selbst als Heilmittel zu wirken. Es ist zu hoffen, dass diese Tatsache immer mehr Menschen in den Heilberufen bewusst wird und dass sie beginnen, heilsames Bewusstsein und heilsame Kompetenz zu entwickeln und zu kultivieren. Um dieses Ziel zu erreichen, wären bessere Rahmenbedingungen hilfreich, die den erforderlichen Patientenkontakt und die Zuwendung zum Patienten möglich machen. Für eine gute und gelingende Arzt-Patienten-Begegnung ist ein Mindestmaß an Zeit erforderlich – Zeit, die in den Arbeitsabläufen der Kliniken und Praxen vorgesehen, gewollt und auch honoriert sein muss. Dabei ist neben der Quantität vor allem die Qualität der miteinander geteilten Zeit entscheidend für den therapeutischen Erfolg. Heilsame Qualität heißt, in der verfügbaren Zeit möglichst konzentriert und ganz beim Patienten und seinen Anliegen zu sein, präsent, achtsam und offen zuhören und sich auf den jeweiligen Menschen empathisch und liebevoll einschwingen zu können.

Es braucht ein Quantum an Zeit, um Vertrauen zueinander aufzubauen. Viele Menschen haben wegen ihrer Krankheiten Ängste, die Vertrauen in die Fachkompetenz und in den Menschen voraussetzen, der die Rolle des Arztes gegenüber einnimmt. Ebenso wichtig ist die Qualität, ungestörte Zeit miteinander zu haben, das heißt, dass während der Arzt-Patienten-Begegnung Störungen von außen durch den Praxis- oder Klinikbetrieb außen vor bleiben, sodass die Aufmerksamkeit voll und ganz dem Patienten, seinem Anliegen und der Besprechung der erforderlichen medizinischen, sozialen oder sinnstiftenden Schritte und Maßnahmen gewidmet werden kann.

Unter solch günstigen Bedingungen entsteht fast von allein der Nährboden, auf dem positive, heilsame Intentionen, Haltungen und Überzeugungen wachsen und gedeihen können, die die Regulationsfähigkeit des Organismus für die Heilung optimieren. Die sich überlappenden Erwartungsfelder von Arzt bzw. Therapeut und Patient sowie anderer, begünstigender Umgebungsfaktoren fügen sich so zusammen, dass aus heilsamer Potenzialität heilsame Realität werden kann.

Das Heilsame stärken

Die weitere Erforschung des Placebo- und des Noceboeffekts wird die Erkenntnisse darüber vertiefen, wie stark das Bewusstsein an Krankheits- und Heilungsprozessen beteiligt ist. Bereits jetzt zeigen die bisherigen Forschungsergebnisse in beeindruckender Deutlichkeit und Klarheit in dieselbe Richtung und lassen keinen Zweifel am Einfluss des Bewusstseins auf die organisch-materiellen Strukturen des menschlichen Körpers zu: Das menschliche Bewusstsein ist in der Lage, hirnorganische Effekte und Reaktionen hervorzurufen, die wiederum zahlreiche komplexe Reaktionen in der Biologie, Biophysik, Biochemie und im Metabolismus des Organismus bewirken. Die neurophysiologischen und biochemischen Abläufe scheinen identisch zu sein – unabhängig davon, ob ein echter Wirkstoff oder nur ein Scheinmedikament gegeben wird.

Alle Ansätze, die den Mechanismus des Placeboeffekts erklären, operieren mit der Annahme unbewusster, konditionierter oder bewusster Erwartungen hinsichtlich einer Heilung oder Gesundheitsverbesserung. Solche Erwartungen sind Bewusstseinsinhalte und überlappen sich mit denen der Therapeuten und mit den umgebenden Faktoren und führen in der Summe zu dem, was Placeboeffekt genannt wird. Dieses Phänomen könnte man aber genauso gut als Heilungseffekt durch die Wirkung heilsamer Bewusstseinsinhalte bezeichnen.

Der bereits weiter oben erwähnte wissenschaftliche Beirat der Bundesärztekammer zieht in seiner Stellungnahme „Placebo in der Medizin“ aus den bisherigen Forschungsergebnissen zur Rolle des Arztes beim Therapieerfolg das Fazit, dass es keine therapeutische Maßnahme ohne einen potenziellen Placeboeffekt gibt und dass auch Noceboeffekte eine wichtige Rolle spielen. Abschließend stellt der Beirat eine Reihe von Empfehlungen aus, um den Gesamtnutzen therapeutischer Maßnahmen für den Patienten zu optimieren:

- Die Qualität der Arzt-Patienten-Interaktion steigt, wenn der Arzt das Vertrauen des Patienten gewinnt, wenn er Empathie entwickelt und wenn es ihm gelingt, Fachkompetenz zu vermitteln.
- Füllen Arzt und Patient ihre jeweilige Rolle adäquat aus, begünstigt dies wiederum jene Faktoren, die sich positiv auf die medizinische Intervention auswirken.
- Voraussetzungen für ein optimales therapeutisches Setting sind u.a. die Ausgestaltung der Praxis sowie die Kompetenz und die Freundlichkeit des Personals.
- Nicht zuletzt hängt der Therapieerfolg vom verbalen und nonverbalen Kommunikationsverhalten des Arztes ab. Die Pflege der Kommunikation mit dem Patienten wird ausdrücklich empfohlen, ebenso wie die Anwendung der körperlichen Untersuchung.

Nach Auffassung des Beirats wird je nach Krankheitssituation und Persönlichkeit ein beachtlicher Teil der Behandlungsmöglichkeiten verschenkt, wenn man das Placebo-Thema in Aus- und Weiterbildung weiterhin vernachlässigt.[32]

Was für eine neue, heilsame Medizin ließe sich erschaffen, wenn Ärzte und Therapeuten darauf achten würden, heilsamer in ihren Gedanken, Glaubenssätzen und Überzeugungen zu sein? Wenn es immer besser gelingen würde, eine heilsame Atmosphäre, heilsame innere und äußere Räume zu kreieren. Wenn Einstellungen und Haltungen – die der Ärzte wie die der Patienten – heilsamer und heilungsorientierter wären. Wenn die Erkenntnisse aus der Placeboforschung genutzt und gefördert, anstatt belächelt und deklassiert würden. Wenn die Medizin lernen würde zu verstehen, wie verheerend die Botschaften wirken, die sie den kranken Menschen mit schlechten Prognosen aus dem Lehrbuch, mit statistischen Festlegungen von Krankheitsverläufen („du hast noch ein halbes Jahr zu leben", „du wirst nie wieder gesund") und mit angstschürenden Absicherungen wie Aufklärungs- und Einwilligungspapieren oder Hiobsbotschaften auf dem Beipackzettel mit auf den Weg gibt. Letzteres im Wesentlichen aus forensischen Gründen, aus Angst, eventuell einmal verklagt zu werden. Wie sehr werden damit heilsame Informationen vorenthalten und stattdessen krankheitsbegünstigende Informationen kultiviert. Wie sehr könnte unsere medizinische Landschaft wieder aus einer professionellen *und* menschlichen Tiefe heraus heilsam wirken, wenn sie all das als wesentlich und notwendig begreifen und sich auch darauf beziehen würde. Auf dem Boden von Angst, Kälte, Distanz und Arroganz kann sich nichts Heilsames entfalten, sondern nur auf dem Boden von Zuversicht, Wärme, Nähe und Respekt.

Eine neue, heilsame Medizin kreiert sich durch die Verbundenheit mit allen Aspekten des Lebens (► S. 39). Durch das natürliche Mitgefühl und die lebendige Erfahrung, dass Leben immer wieder neu entsteht. So wie jedes Jahr die Vegetation zu neuem Leben erwacht. Wie selbst auf betonierten Böden Pflanzen mit einer schier grenzenlosen Lebenskraft einen neuen Lebensraum für sich erschaffen. Es ist die schöpferische Kraft der Natur, die allem Lebendigen zugrunde liegt.

Angesichts der Verbundenheit allen Lebens entstehen neue Bilder – heilsame Bilder – im Menschen, die einen neuen, heilsamen Umgang mit Krankheit und Heilung hervorbringen. Es liegt allein an uns selbst, ob wir uns mit schädlichen, krank machenden Bildern füttern, ob wir unsere ganze Energie in das Kranke stecken, oder ob wir uns dem Gesunden in uns zuwenden – in vollem Vertrauen, dass alles, was zur Heilung notwendig ist, in uns selbst vorhanden ist. Heilung ist bereits im Menschen da. Sonst wären wir nicht lebens- und überlebensfähig.

Heilung umfasst *alle* Ebenen des Lebens. Eine neue Medizin wird notwendigerweise ihre auf das Materielle eingeschränkte Sicht auf den Menschen erweitern und die umfassenderen Ebenen miteinbeziehen. Sie kann nur dann aus einer allen Aspekten des Lebens entsprechenden Tiefe heraus heilend wirken, wenn sie den Menschen in seiner Gesamtheit erkennt und behandelt. Das geht über den Körper, über die Psyche und über das Mentale hinaus. Diese neue Medizin vollzieht einen Dimensionenwechsel, einen grundlegenden Paradigmenwechsel. Der Mensch ist ein vom Ganzen ungetrenntes Wesen. Die neue Medizin heilt aus dieser Dimension heraus. Die Kenntnis und Erforschung des Placeboeffekts und damit die Bedeutung von Bewusstsein in all seinen Ebenen führt geradewegs dorthin (► S. 179 ff.).

Es ist höchste Zeit, das Placebo aus der Ecke des medizinischen Täuschungsmanövers und der betrügerischen Scheinbehandlung zu befreien und stattdessen die ärztliche Kompetenz, Empathie und Kapazität des Liebens als heilsamen Placeboeffekt zu fördern, zu legitimieren und auszuweiten. Vielleicht verwenden wir dann nicht mehr den belasteten Begriff „Placebo", sondern sprechen von einem „Sanabit" – es wird heilen. Es ist an der Zeit, dieses Wissen an den Universitäten zu erforschen, an die angehenden Ärzte weiterzugeben und sie darin zu schulen. Denn das, was ein Placebo bewirkt, ist keine Scheinwirkung. Es ist die Arbeit mit den tiefsten Heilkräften des Menschen – ein Königsweg in eine neue Medizin.

Anmerkungen

1. Beecher H.: *The powerful placebo*. Journal of the American Medical Association 1995(159):1602
2. Wissenschaftlicher Beirat der Bundesärztekammer: Stellungnahme „Placebo in der Medizin" vom 25.3.2010, Deutsches Ärzteblatt 2010;107(28–29):A 1417–A 1421 (vollständiger Text: www.bundesaerztekammer.de/downloads/StellPlacebo2010.pdf, S. 8)
3. Ebd.
4. A.a.O., S. 4
5. Platon: *Charmides* 155C/156A, übersetzt von L. Georgii; zitiert nach: Wissenschaftlicher Beirat der Bundesärztekammer: Stellungnahme „Placebo in der Medizin" vom 25.3.2010, a.a.O., S. 2
6. Benedetti F., Mayberg H.S., Wager T.D., Stohler C.S., Zubieta J.-K.: *Neurobiological mechanisms of the placebo effect*. Journal of Neuroscience 2006;25:10390–10402; zitiert nach: Wissenschaftlicher Beirat der Bundesärztekammer: Stellungnahme „Placebo in der Medizin" vom 25.3.2010, a.a.O., S. 49
7. Benedetti F. et al.: *Conscious Expectation and Unconscious Conditioning*, in: *Analgesic, Motor, and Hormonal Placebo/Nocebo Responses*. The Journal of Neuroscience 2003;23(10):4315–4323
8. Kaptchuk T.J.: *The double-blind randomized, placebo controlled trial: Gold standard or golden calf?* Journal of Clinical Epidemiology 2001;54:541–549
9. Willich S.N.: *Randomisierte kontrolliert Studien. Pragmatische Ansätze erforderlich*. Deutsches Ärzteblatt, 2006;103(39):A 2524–A2529
10. Luparello T.J., Leist N., Lourie C.H., Sweet P.: *The Interaction of Psychologic Stimuli and Pharmacologic Agents on Airway Reactivity in Asthmatic Subjects*. Psychosomatic Medicine 1970;32:509–514
11. Binsack C., Liebsch H., Raabe K., Sachs C.: *Der Placeboeffekt – Glaube als Medizin?* Skript zur WDR-Sendung „Quarks & Co" im Februar 2005 (http://www.wdr.de/tv/quarks/global/pdf/Q_Placebo.pdf)
12. Melchart D., Linde K., Streng A., Reitmayr S., Hoppe A., Brinkhaus B., Becker-Witt C., Wagenpfeil S., Pfaffenrath V., Hammes M., Willich S.N., Weidenhammer W.: *Acupuncture Randomized Trials (ART) in Patients with Migraine or Tension-Type Headache – Design and Protocols*. Forschende Komplementärmedizin und klassische Naturheilkunde 2003;10:179–184
13. Zitiert nach: Bartens W.: *Die Trauer und der Tod*, Süddeutsche Zeitung vom 20.8.2010
14. Ebd.
15. Ebd.
16. Platsch K.-D.: *Was heilt – vom Menschsein in der Medizin*. Theseus, Stuttgart 2007

17. Van den Bussche H. et al.: *Die ärztliche Versorgung von Pflegeheimbewohnern in Deutschland.* Zeitschrift für Allgemeinmedizin 2009;85:240–246
18. Van den Bussche H. et al.: *Organisationsformen der hausärztlichen Versorgung von Pflegeheimbewohnern in Deutschland und im benachbarten Ausland.* Zeitschrift für Allgemeinmedizin 2009;85:296–301
19. Ankowitsch E.: *Vertrauen über Jahrzehnte weggespart.* Deutsches Ärzteblatt 2013;110(42):C 1680
20. Kühlein T., Freund T., Joos S.: *Patientenorientierte Medizin. Von der Kunst des Weglassens.* Deutsches Ärzteblatt 2013;110(48):C 1966–C1968
21. Platsch K.-D.: *Was heilt – die tieferen Dimensionen im Heilungsprozess.* Knauer TB, München 2009, S. 37 ff.
22. Balint M.: *Der Arzt, der Patient und die Krankheit.* Klett, Stuttgart 1965
23. Wissenschaftlicher Beirat der Bundesärztekammer: Stellungnahme „Placebo in der Medizin" vom 25.3.2010, Deutsches Ärzteblatt 2010;107(28–29):A 1417–A1421 (vollständiger Text: www.bundesaerztekammer.de/downloads/StellPlacebo2010.pdf, S. 122)
24. Amanzio M., Pollo A., Maggi G., Benedetti F.: *Response variability to analgesics: a role for non-specific activation of endogenous opioids.* Pain 2001;90:205–215
25. Kaptchuk T.J. et al.: *Components of placebo effect: randomised controlled trial in patients with irritable bowel syndrome.* British Medical Journal 2008;336(7651):999–1003
26. Wissenschaftlicher Beirat der Bundesärztekammer, a.a.O., S. 121
27. Kaitin K., DiMasi J.A.: *Pharmaceutical innovation in the 21st century: New drug approvals in the first decade,* 2000–2009. Clinical Pharmacology and Therapeutics 2011;89:183–188
28. Bartens W.: *Jedem seine Pille.* Süddeutsche Zeitung vom 18.3.2011
29. Wagner H.: *Individualisierte Medizin – Möglichkeiten und Grenzen.* Vortrag vor der Bayerischen Akademie der Wissenschaften in München am 5.7.2011
30. Ebd.
31. „Die medizinische Praxis zeigt, dass Patienten mit vergleichbaren Krankheiten individuell völlig unterschiedlich auf eine einheitliche Therapie reagieren beziehungsweise relativ am besten auf unterschiedliche Therapiekonzepte ansprechen können. Diese Überlegungen haben zur Gründung der Charité-Ambulanz für Prävention und Integrative Medizin, CHAMP, geführt." Vgl. Willich S.N.: *Individual Medizin – Utopie oder Chance.* Deutsches Ärzteblatt 2009;106(10):A 451
32. Wissenschaftlicher Beirat der Bundesärztekammer: Stellungnahme, a.a.O., S. 133 f.

4 Medizin heilsam gestalten

Perspektiven medizinischer Wirklichkeit – eine Patientengeschichte

Wie weiter unten noch gezeigt werden wird, lassen sich die möglichen Sichtweisen auf die Welt vereinfacht in vier Perspektiven einteilen: die subjektiven Perspektiven des Ich und des Wir sowie die objektiven Perspektiven des Es und des Sie (▸ Abbildung 4.1). Das Verbinden der vier Perspektiven der Wirklichkeit ist ein vorrangiger Aspekt einer heilsamen Medizin, in deren Mitte das Leben in seiner ehrfurchtgebietenden Dynamik steht und dem Wohl des Menschen in seiner Ganzheit von Körper, Geist und Seele dient. Diese lebendige Verbundenheit drückt sich beim heilsamen Gestalten der Medizin auf unterschiedlichen Ebenen aus:

- im Zusammenwirken aller Aspekte des Menschen und demnach auch des Gesundheitswesens,
- im persönlichen Heilungsprozess des kranken Menschen,
- auf der tiefsten Ebene, auf der alles mit allem verbunden ist.

Folgende Patientengeschichte soll verdeutlichen, um welche praktischen Ebenen verbindender Ganzheit es bei Patienten, Ärzten, Pflegenden sowie in den Krankenhäusern und anderen Institutionen konkret geht.

In den bayerischen Alpen, wunderbares Frühlingsgrün, frühnachmittäglicher Sonnenschein. Ein Ehepaar genoss auf einer Autofahrt die Landschaft, fuhr auf einer kleinen Bergstraße. Plötzlich sackt die Frau auf dem Beifahrersitz bewusstlos in sich zusammen. Ihr Atmen setzt aus. Sie läuft blau an. Anhalten, die Bewusstlose aus dem Auto ziehen und mit Wiederbelebungsmaßnahmen beginnen, geschieht wie in einer einzigen Handlung. Zum Glück setzt der Atem wieder ein. Und ein weiteres Glück – ein anderes Auto hält, jemand eilt zu Hilfe, eine Decke wird gereicht, ein Anruf bei der Notzentrale. Später in der Notaufnahme eines örtlichen Klinikums ist die Frau zwar wieder ansprechbar, aber noch weit weg und desorientiert. Sie wird auf eine Trage gelegt. Ein Pfleger entkleidet sie. Die noch junge Notaufnahmeärztin steht daneben. Sie befragt kurz den Ehemann, lässt ihn kaum ausreden und schickt ihn gleich hinaus. Derweil liegt die Frau entblößt auf der Trage vor den Augen der Umstehenden. Keiner gibt ihr die Decke, die neben ihr liegt. Ohne ein Wort an die Patientin zu richten, macht sich die Ärztin an die körperliche Untersuchung. Was sie zur Kranken sagt, dient nur der Überprüfung ihres Wachheitszustands. Keine Frage: Was ist geschehen? Wie geht es Ihnen? Kein Trost: Machen Sie sich keine Sorgen; wir tun unser Bestes für Sie. Währenddessen wartet der Ehemann im Flur. Man würde ihn rufen, wenn seine Frau auf die Station käme. Vorerst müssten noch einige Untersuchungen gemacht werden. Er wäre doch der einzige vertraute Bezugspunkt in der ganzen Verwirrung und Desorientierung, durch die seine Frau gerade geht. Sie ist dagegen alleingelassen, in kühler, sachlicher Atmosphäre, ohne menschliche Ansprache, allein mit ihren Fragen und Ängsten.

Die Patientin wird für eine Nacht auf eine fachfremde Station verlegt, weil es auf der Fachstation keine freien Betten gibt. Plötzlich erleben sie und ihr Mann einen kompletten Wechsel der Atmosphäre. Ein mitfühlender Pfleger, eine liebevolle Krankenschwester heißen sie willkommen. Wir sind jederzeit für Sie da. Machen Sie sich keine Sorgen. Die ganze Station atmet diese Haltung. Ein stiller, heilsamer Frieden senkt sich das erste Mal seit dem Unerwarteten auf ihre Seelen. Am nächsten Tag erfolgt die Verlegung auf die Fachstation. Erneutes Kontrastprogramm. Die Pflegekräfte wirken überfordert, scheinen keine Zeit zu haben, sind fast unfreundlich. Man hat das Gefühl zu stören. Da nutzt auch der kleine Zettel an der Scheibe des Schwesternzimmers nichts, auf dem steht, man fühle sich für das physische, seelische und spirituelle Wohl der Patienten verantwortlich. Der Stationsarzt kommt zur Anamnese. Er hört allerdings gar nicht zu, sondern will nur auf

seine vorgefertigten Fragen die entsprechenden Antworten hören. Dann schleudert er der Patientin sachlich, ohne Anteilnahme die Diagnose entgegen, die man gestellt hätte. Und verlässt dann ohne weitere Erklärungen den Raum. Kommentarlos.
Es stellt sich die Frage: Wie kann der Mensch in solch einer Atmosphäre gesund werden?

In der Notaufnahme wurde die Desorientiertheit der vorgestellten Patientin zwar registriert, jedoch nur als differentialdiagnostisches Symptom ihres Krankheitsbildes. Ihr innerer Zustand, die Unsicherheit und Verwirrung, die mit der Orientierungslosigkeit einhergehen, wurden entweder nicht wahr- oder nicht ernst genommen. Gewiss ist es in einer Notfallsituation wichtig, möglichst zügig die notwendigen medizinischen Befunde zu erheben. Das darf jedoch das medizinische Personal nicht daran hindern, die innere Verfassung eines kranken Menschen zu erkennen und auf sie zu reagieren. Wie verwirrt und verängstigt fühlt sich wohl ein Mensch, wenn er akut krank und schutzlos ist und kaum versteht, was gerade mit ihm geschieht und dann ohne Vorwarnung, Ansprache und Erklärung wie ein Objekt untersucht wird, wenn er unter den Augen des Personals, der Feuerwehrleute und eventuell anderer Patienten bis auf die Blöße zur Untersuchung entkleidet und dann ohne Schutz einfach so liegen gelassen wird? Wie fühlt sich ein desorientierter Patient, dem der einzige Orientierungspunkt, der Nähe und Vertrauen ermöglicht, nämlich der Angehörige genommen wird, weil er in irgendeinen Warteraum, wo er die Abläufe nicht stört, abgeschoben wird? Von den Gefühlen der Angehörigen einmal ganz zu schweigen. Für einen Arzt mag die Übermittlung einer Diagnose, auch einer schwerwiegenden, eine alltägliche Angelegenheit sein. Wie aber fühlt sich ein Patient, wenn er damit unvermittelt und unvorbereitet konfrontiert wird? Ohne weitere Erklärungen, Perspektiven und ohne Mitgefühl. Es ist ein Irrtum zu glauben, man hätte als Arzt mit der Durchführung der Diagnostik und dem Einleiten der Therapie seine wesentliche Aufgabe erfüllt, wenn doch das Menschliche dabei auf der

Strecke bleibt. Es ist ein fataler Fehler und dem heilsamen Gelingen diametral entgegengesetzt, wenn die Medizin und die in ihr tätigen Menschen in der bloß abstrakten, objekthaften und befundorientierten Haltung stecken bleiben.

Verbundenheit in der empirisch-wissenschaftlichen Medizin drückt sich in ihrem Dienen am Menschen aus. Der Mensch und die Menschlichkeit sind ihr Zentrum. Von dort aus kann die Vision einer heilsamen Gesundheitsversorgung wieder in unsere Wahrnehmung und unser gelebtes Leben zurückkehren. Tief im Innersten wissen wir alle, was uns und den Patienten guttut.

Verbindendes Zusammenwirken im Gesundheitswesen

Zur Verbundenheit und dem verbindenden Zusammenwirken aller Teile des Gesundheitswesens gehören folgende Akteure:

- die Gesundheitseinrichtungen und Gesundheitsorganisationen,
- die praktizierte Medizin als empirische, wissenschaftliche Disziplin,
- die am Gesundheitssystem beteiligten Menschen: die Patienten, das Gesundheitspersonal, die Menschen in den Verbänden und in der Politik,
- das allgemeingültige Welt- und Menschenbild, vor dessen Hintergrund Gesundheit gefördert und das durch Gesellschaft, Kultur, Religion und Konvention bestimmt wird.

Gesundheitseinrichtungen und Gesundheitsorganisationen

Zu unseren Gesundheitseinrichtungen und -organisationen gehören unter anderen Krankenhäuser, Arztpraxen, Pflegeeinrichtungen, Gesundheitsbehörden, Ärzte- und kassenärztliche Verbände, Standesorganisationen und gesundheitspolitische Institutionen. Alle Systeme und Organisationen sprechen in unserer Vision der Verbundenheit von allem die Sprache der Verbundenheit und bilden sich immer dann, wenn eine entsprechende Funktion – hier die Gesundheitsversorgung – organisiert werden muss. So werden sinnvolle Strukturen geschaffen, die der entsprechenden Funktion dienen sollen, das heißt hier, die verbunden sind mit der Aufgabe des Helfens und Heilens. In solchen Organisationsstrukturen und Institutionen werden Menschen tätig, die sich mit den jeweiligen Aufgaben verbunden fühlen. Ist das gewährleistet, ist die Verbindung mit dem Ganzen, also mit der Gesundheitsversorgung der Menschen, gewahrt.

Lösen sich jedoch die Institutionen, Behörden und Verbände von ihren eigentlich dienenden Aufgaben und ihren ureigensten Funktionen, werden sie zum bloßen Selbstzweck und dienen nur noch dem Selbsterhalt. Dann bestimmen die Gesundheitsökonomen und Bürokraten und nicht die Menschen in den Heilberufen und die Patienten, was in den Praxen und Krankenhäusern geschieht. Kaum jemand im Gesundheitssystem ist glücklich über diese Entwicklung. Denn den Menschen, die in gesundheitsversorgenden Einrichtungen aus innerer Überzeugung arbeiten, ist der ursprüngliche Sinnzusammenhang, den Menschen heilend und helfend zu dienen, essenziell, sie haben ihn verinnerlicht. Ein solcher sinnhafter Zusammenhang setzt die persönliche Beziehung von Mensch zu Mensch voraus. Es macht zum Beispiel einen Unterschied, ob man im Wartezimmer durch einen Lautsprecher aufgerufen oder vom Arzt oder der Sprechstundenhilfe persönlich ins Sprechzimmer geleitet wird. Ob sich ein Arzt mit stetem Blick auf den PC-Bildschirm über die Krankheitsdaten seines Gegenübers sachkundig macht oder ob er sich im Blickkontakt mit dem Kranken nach seinem Umfeld und seinen Nächsten erkundigt. Das Gesundheitswesen verfehlt seinen heilsamen Auftrag, wenn sich die Beteiligten wie Mitarbeiter in einem anonymen Callcenter verhalten.

Und genauso wichtig sind die Beziehung und der wechselseitige Austausch der Einrichtungen untereinander, damit die wesentlichen

Belange der kranken oder rekonvaleszenten Menschen zwischen Krankenhaus, weiterbehandelnden Ärzten, Apothekern und Krankenversicherungen kommuniziert werden können. Die elektronische Versichertenkarte stellt alles andere als Beziehung und persönlichen Umgang her. Sie setzt genau am anderen Ende an und entmenschlicht die Medizin immer weiter, indem sie den Menschen auf ein zu behandelndes Objekt und somit auf eine Ansammlung von Daten reduziert.

Der amerikanische Psychologieprofessor und Erfolgsautor Steven Hayes bring es auf den Punkt: „Wenn man Menschen nach Momenten befragt, die Bedeutung hatten in ihrem Leben, dann sagen 99 Prozent, dass es immer mit anderen Menschen zu tun gehabt hat. Menschen sehnen sich danach, verbunden zu sein."[1] Und welche Momente können bedeutender sein als diejenigen, in denen es um Heilung geht? Fehlt jedoch die Verbundenheit, entsteht bei allen Beteiligten ein Gefühl der Entfremdung – bei Patienten und Angehörigen beispielsweise das Gefühl, überflüssig und nicht am rechten Platz zu sein. Statt heilsame Zuwendung, Ermunterung und Trost zu erfahren, fühlt man sich eher wie ein verwaltetes Objekt. Dieses Gefühl spiegelt das Empfinden des Getrenntseins wider. Es ist das Gefühl, ein notwendiges Übel zu sein, das hoffentlich nicht zu viel Zeit und Aufmerksamkeit beansprucht.

Wenn sich die Menschen in den Heilberufen wieder an ihre ursprüngliche Verbundenheit erinnern würden, an das, was sie ihre Heilberufe hat ergreifen lassen, an ihre Ideale, ihre angeborene Bereitschaft, dem Wohl aller zu dienen, ihre tief verwurzelte Fähigkeit und das tiefe Bedürfnis, mitfühlend anderen in Not zu helfen, dann könnte sich vieles verändern.

Wie viel Kreativität von Zigtausenden Menschen in der Gesundheitsversorgung und von Patienten könnte sich entfalten, wenn sie sich auf ihr tiefstes Verbunden-Sein beziehen? Wie viel neues Denken, das weit über die heute ausgetretenen und nicht mehr zeitgemäßen Pfade der ökonomischen und hierarchischen Zwänge und

Enge hinausgeht, würde Raum gewinnen und zu den neuen Ufern eines wirklich heilsamen Gesundheitswesens führen?

Es ist mehr als genug Geld in den Kassen des Gesundheitssystems, es stellt sich nur die Frage, wofür es ausgegeben wird. Wie leicht könnten wir neue, wissenschaftlich begleitete Modelle im Gesundheitswesen finanzieren und ausprobieren, zum Beispiel kleine Einheiten selbstverantwortlicher Gesundheitshäuser und -institutionen schaffen. Oder neue Formen der Krankenversicherung unterstützen, zum Beispiel kleine Solidargemeinschaften wie Artabana, in denen sich die Menschen selbstorganisiert und selbstverwaltet versichern und ihre Beiträge in eine eigene Kasse einzahlen, aus der die Kranken- und Gesundungskosten bezahlt werden. Solche Gemeinschaften können selbst darüber befinden, welche Art von Medizin und Therapiemethoden sie für richtig halten und wofür sie ihr Geld ausgeben wollen. Es ließen sich ohne Weiteres neue Modelle finanzieren, wenn sich zum Beispiel Ärzte zu Verbänden wie Fach- oder Hausärzteverbänden zusammenschließen würden, die von den Krankenkassen dieselbe Vergütung bekommen, die aber zugunsten einer „sprechenden" Medizin auf Medizintechnik so weit wie möglich verzichten könnten und endlich genügend Zeit für heilsame Begegnungen hätten.

Die praktizierte Medizin als empirisch-wissenschaftliche Disziplin

Integraler Bestandteil unseres Gesundheitssystems ist die empirisch-wissenschaftliche Medizin. Dazu gehören neben der modernen westlichen Medizin auch die empirisch gesicherten Bereiche der Komplementärmedizin, die jedoch von den Vertretern der Schulmedizin immer noch abgelehnt oder zumindest stiefmütterlich behandelt werden. Dabei wird verkannt, dass Medizin eben keine Naturwissenschaft, sondern Erfahrungswissenschaft ist.

Wissenschaftliche Forschung und Erkenntnis sind nicht statisch, sondern in einer fließenden Entwicklung begriffen. Die Halbwertzeit des medizinischen Wissens beträgt derzeit nur etwa fünf Jahre, das heißt, dass die Hälfte des Wissens, das vor fünf Jahren als neueste wissenschaftliche Wirklichkeit und Erkenntnis proklamierte wurde, einschließlich Diagnose- und Therapieformen, als unrichtig, unwirksam, fehlgeleitet oder sogar schädlich wieder verlassen werden muss. Das Erfahrungswissen greift auf die Erkenntnisse nicht nur der naturwissenschaftlichen Forschung zurück, sondern auch auf Erkenntnisse der bewährten medizinischen Anwendung und Praxis, die teilweise auf jahrhundertealte Traditionen zurückgehen und in den heutigen Stand des Wissens einzubinden sind. Hier ist beispielsweise das energetische Wissen der abendländischen hippokratischen Medizin zu nennen, das zugunsten einer rein materiell-reduktionistischen Interpretation der Lebensvorgänge nicht mehr verstanden wird, oder analog das Wissen der Traditionellen Chinesischen Medizin über energetische Zusammenhänge von Krankheit und Gesundheit und deren Anwendung in Diagnostik und Therapie. Erfahrungswissen geht über eine rein „objektive", naturwissenschaftliche Sichtweise hinaus, denn es gründet auf einem tief im Menschen verwurzelten Wissen über die Natur und das Leben.

Die Aufgabe der empirisch-wissenschaftlichen Medizin besteht darin, die Grundlagen für eine effektive Diagnostik und Therapie zu schaffen und beides zur Anwendung zu bringen – dabei darf sie sich nicht auf die Erkenntnisse der atomistisch-molekularen Wissenschaft beschränken. Die medizinische Forschung ist in vielen Teilbereichen außerordentlich erfolgreich, und ohne sie gäbe es heute keine moderne Hochleistungsmedizin. Medizin in einem rationalen und „objektiven" Sinn – sie betrachtet Krankheit und Gesundheit und somit auch den Menschen in seiner Objekthaftigkeit – bleibt in Verbundenheit, solange sie das Lebendige, den Menschen in seiner Subjekthaftigkeit und seiner Sinnhaftigkeit nicht aus dem Auge verliert und dem Menschen dient. Solange Diagnostik und Therapie eingebettet sind in einer mitmenschlichen Haltung und Atmosphäre. Solange objektive Befunde, die im Labor, mit bildgebenden Verfahren oder EKG erhoben werden, mit den betroffenen Menschen, ihrem Befinden und ihrer Verfassung in Bezug gesetzt werden. Solange das Antlitz der Menschlichkeit durchscheint. Verliert die praktizierte „objektive" Medizin jedoch dieses Antlitz der Menschlichkeit, verliert sie ihren ursprünglichen und tieferen Sinn – die Kraft der Verbundenheit und Heilung. Stattdessen macht sich dann eine Schattenverbundenheit im Sinne falsch verstander „Objektivität" und seelenloser Abstraktion bemerkbar, die sich in erschreckend hohem Maß in den Eigeninteressen der Forscher oder profitorientierter Pharmakonzerne und der medizintechnischen Industrie zeigen. Wird medizinisches Handeln vorrangig profitorientiert verstanden oder als bloße Reparatur betrachtet, werden wesentliche Lebens- und Heilungsbereiche außer Acht gelassen. Das Lebendige wird auf Stoff und Struktur und der Patient auf Diagnose, Therapie und Leistungsziffern für die Abrechnung reduziert.

Die am Gesundheitssystem beteiligten Menschen

Im Zentrum der Medizin und unseres Gesundheitssystems stehen die Menschen – die Patienten und Patientinnen, die Angehörigen und die im Gesundheitswesen Tätigen. Jeder dieser Menschen hat ein eigenes inneres Erleben, eigene Empfindungen, Gefühle und Gedanken. Verbundenheit wird auf der persönlichen Ebene oft als ein Bei-sich-selbst-Sein, ein In-sich-selbst-Ruhen erlebt. In diesem Bei-sich-selbst-Sein finden Beziehungsfähigkeit, Lebenssinn und Deutung einen Platz. Ein Leben aus der eigenen Mitte heraus leben, aus der Mitte heraus handeln. Man selbst sein, ohne selbstsüchtig zu sein. Nur aus der eigenen Mitte heraus ist es erst wirklich möglich, sich anderen zu widmen und für sie da zu sein. Sind die im Heilberuf tätigen Menschen trotz ihres beruflichen Idealismus zur sehr mit sich selbst beschäftigt, weil sie Fragen, Sorgen oder Probleme haben, weil sie unter Stress und Zeitdruck stehen, verlieren sie leicht den Bezug zu sich selbst und damit zu ihren eigenen Lebensbedürfnissen – mit grassierenden Folgen wie Burnout, Suchtverhalten, Depression, Suizidalität und schweren Krankheiten. Die Beschäftigung mit sich selbst hindert die Menschen in den Heilberufen außerdem daran, das Erleben ihrer Patienten und deren vitale Bedürfnisse zu erkennen. In der Patientengeschichte wird dies deutlich. Die Ärztin in der Notaufnahme war noch jung und unerfahren. Sie war vor allem damit beschäftigt, alles richtig zu machen – natürlich im Interesse der Patientin, aber vermutlich auch, um es ihrem Vorgesetzten recht zu machen. Geht jedoch die Aufmerksamkeit in die Angst über, Fehler zu machen, dann ist man in erster Linie mit seiner Angst und nicht mit dem Patienten beschäftigt. Gegen Angst und Unsicherheit hilft Struktur, zum Beispiel die Struktur des Fragens, der Anamnese und des geordneten Ablaufs. Sie vermittelt das Gefühl zu wissen, wo es langgeht. Eine Befragung wird dann schnell zum Abfragen von Stichworten. Und kaum fällt das richtige Stichwort, befassen sich die meisten Ärzte schon mit der Problemlösung, was dazu führt, dass sie dem kranken Menschen kaum noch zuhören und wesentliche Informationen verpassen, die eigentlich wegweisend für die Problemlösung wären.

Wie sehr würde die Gesundheitslandschaft aufblühen, wenn der persönlichen Entwicklung von Menschen in Heilberufen mehr Beachtung geschenkt würde (▸ S. 207 ff.). Für Menschen, die heilsam arbeiten wollen, ist es essenziell wichtig, sich der eigenen Persönlichkeit bewusst zu werden, wahrnehmen zu lernen, achtsam zu sein, die eigenen alten Wunden zu heilen. Denn je heiler man selbst ist, desto heilsamer kann man wirken. Auf dieser Ebene spielen Zugewandtheit, Herzenswärme, Menschlichkeit und die Fähigkeit, tragende und vertrauensvolle Beziehungen aufzubauen, eine wichtige Rolle.

Gesellschaft, Kultur, Religion und Konvention

Eine gefühlskalte Vernunftorientierung und ein Weltbild, das das Leben lediglich auf materielle Bausteine reduziert, lassen uns den Sinn für unsere Einbindung in ein Ganzes verlieren. Während es der Forschung gelingt, immer weiter in die Details der Materie vorzudringen, verliert sie reziprok den Blick für das Ganze. Das Menschliche, das uns alle verbindet, gerät so außer Sichtweite. Unsere gegenwärtige westliche Lebensideologie – und der „Osten" eifert inzwischen unserer Art der „Zivilisation" in Riesenschritten nach – basiert auf dem Darwinismus, d.h. auf Maximen von Konkurrenz und Egozentrismus – nicht auf Kooperation und der Förderung des Gemeinwohls. Zu den Aufgaben einer Medizin der Verbundenheit gehört fraglos auch die Heilung unserer Kultur von Eigennutz, Habgier und Unterdrückung.

Die Art, wie man Krankheit und Kranksein betrachtet, hängt von der Tradition ab, in der man steht, von der Kultur und den in ihr geltenden Konventionen. So erleben Asiaten beispielsweise Krankheit nicht so statisch wie unsere materiell orientierte Gesellschaft, sondern eher als einen fließenden Zustand momentanen inneren und/oder äußeren Ungleichgewichts. In der westlichen Welt dagegen werden Krankheiten auf die Invasion von Mikroorganismen, auf genetische Defekte oder auf andere, molekulare Ursachen zurückgeführt. In einem stark religiös geprägten Kontext wird Krankheit unter Umständen auch als Strafe oder Mahnung Gottes interpretiert. Dabei handelt es sich in Wirklichkeit, völlig unabhängig von der Betrachtungsweise, immer um dieselbe Krankheit.

Auch die Arzt-Patienten-Begegnung steht im Kontext von Tradition, Kultur und Konventionen. Sie gestaltet sich nach allgemein akzeptierten und nach persönlichen Wertvorstellungen. Entsprechend kann sich eine Arzt-Patienten-Begegnung in herkömmlicher, traditioneller Weise hierarchisch oder – nach moderneren Wertvorstellungen – gleichberechtigt auf Augenhöhe gestalten. Sie ist jedoch nicht etwa nur ein Rollenspiel, wie uns einige Personaltrainer weismachen wollen, sondern zu allererst Ausdruck zwischenmenschlicher Verbundenheit. Eine Haltung liebender Beziehungsfähigkeit von ärztlicher Seite ist die Grundlage und der Ausgangspunkt für jede Art von Heilung.

Erhellend für das, was auf der Beziehungsebene gut laufen oder schiefgehen kann, sind in der oben beschriebenen Patientengeschichte die unterschiedlichen Atmosphären auf den beiden Stationen des Krankenhauses. Das eine Team stellt unter der ärztlichen und pflegerischen Leitung menschlich verbindende Werte in den Mittelpunkt seiner Arbeit, bezieht sich also auf seine primäre Aufgabe, die kranken Menschen zu versorgen. Es schottet sich nicht auf sich selbst bezogen ab und steht damit in einer offenen, wechselseitigen Beziehung. Für das Team der anderen Station stand offensichtlich die Effizienz der Arbeitsabläufe oder ein Leistungsprinzip oder Ähnliches im Vordergrund, selbst um den Preis, kaum noch mit den Patienten in eine zwischenmenschliche Beziehung treten zu können.

Vier grundsätzliche Möglichkeiten, auf die Welt zu schauen

Das Vier-Quadranten-Modell

Der amerikanische Autor und Philosoph Ken Wilber hat eine neue Philosophie mit einem integralen Ansatz geschaffen. Er ist der Frage nach der Wirklichkeit – nach *einer* Wirklichkeit im Sinne der Philosophia perennis – nachgegangen und hat versucht, die unterschiedlichen Blickwinkel der verschiedenen wissenschaftlichen Ansätze und Perspektiven aufzuzeigen, die an der Erforschung von Wirklichkeit beteiligt sind (▸ Abbildung 4.1.a).

Jede Wissenschaftsrichtung blickt aus der ihr eigenen Perspektive auf die Welt, die sie fatalerweise meist für die einzig richtige hält und somit andere Sichtweisen als unzureichend oder falsch disqualifiziert und ablehnt. Die empirischen Wissenschaften schauen von außen auf das, was sie untersuchen – auf Objekte ihrer Untersuchung (in Abbildung 4.1.a rechts oben). Anders als die phänomenologischen Wissenschaften, die das subjektive Erleben wie Wahrnehmen, Fühlen und Denken erforschen (links oben). Religions- und Kulturwissenschaften andererseits beschäftigen sich mit der inneren

Struktur der Gesellschaft, mit intersubjektiven Inhalten, mit Beziehung und Wertmaßstäben (links unten). Währenddessen sich die Sozial- und Systemwissenschaften in der Regel mit den äußeren Strukturen von Gesellschaften und Gemeinschaften auseinandersetzen, beispielsweise wie und unter welchen Bedingungen eine Gesellschaft organisiert und strukturiert ist oder welche äußeren Rahmenbedingungen in Gemeinschaften existieren (rechts unten). Wilber folgt dem Ansatz, dass keine der vier Perspektiven zu 100 Prozent falsch sein kann. Jede beschreibt einen Aspekt der Wirklichkeit, und sei er noch so klein. Die gemeinsame Schnittmenge aller Ansätze und Perspektiven könnte so eine einheitliche Theorie von Allem[2] begründen. Aus dieser Überlegung hat Wilber ein System von vier Perspektiven bzw. Quadranten entwickelt, genauer: ein System von vier Dimensionen der Wirklichkeit und Perspektiven auf die Wirklichkeit (▸ Abbildung 4.1.b).

Die vier Quadranten in Abbildung 4.1.b repräsentieren auf der linken Seite die subjektiven Perspektiven des Ich (Einzahl) und Wir (Mehrzahl), die rechte Seite die objektiven Perspektiven des Es (Einzahl) und Sie (Mehrzahl).

Die linke Seite entspricht der innerlichen Sichtweise, dem Selbsterleben. Betrachtet wird das, was das Ich erfährt, erlebt, denkt oder fühlt. Außerdem das, was das Kollektiv (Wir) an Konventionen, Erfahrungen und Werten ausmacht. Auf der rechten Seite der Abbildung geht es um die äußerliche Betrachtung. Die medizinische Wissenschaft nimmt in erster Linie diese äußere, objektive Perspektive ein. Sie fühlt sich der „objektiven", empirischen Forschung verpflichtet, die in den oberen rechten Quadranten gehört. Sie untersucht Es-heiten, Objekte: den Menschen in seiner Objekthaftigkeit, außerdem seine Struktur und Funktionsweise mittels objektiver Daten. Diese Art von Wissenschaft orientiert sich wenig am subjektiven Erleben und Befinden der Menschen. Das Vier-Quadranten-Modell vor Augen wird deutlich, dass die medizinisch-empirische Forschung (▸ Abbildung 4.1.a) gerade einmal ein Viertel der gesamten Wirklichkeitsperspektiven abdeckt. Sie selbst dagegen hält ihre Wissenschaftsansätze für die einzig richtigen, weil sie nach objektiven Kriterien angewendet werden. Gewöhnlich hält die „objektive“ Wissenschaft (rechts oben, Es) nicht viel von den subjektiven, phänomenologischen Wissenschaften und ihren Modellen und Ansätzen wie der Psychologie oder der Philosophie (links oben, Ich)[3].

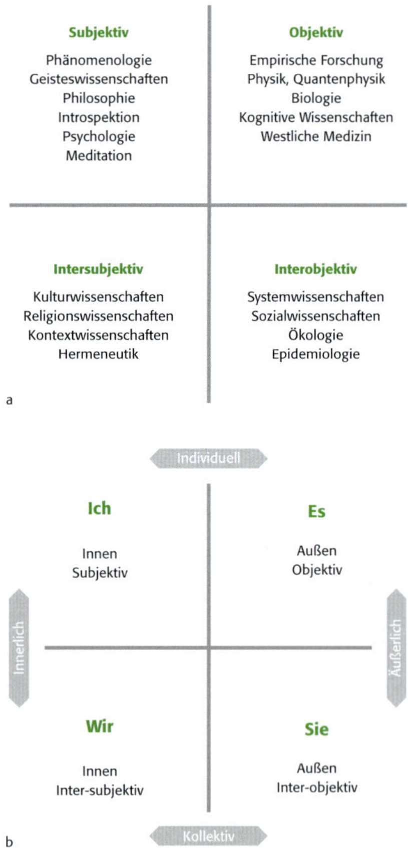

Abb. 4.1 Vier-Quadranten-Modell: a) Beispiele für Wissenschaftsansätze und wissenschaftliche Methoden, b) subjektive und objektive Perspektiven in der Einzahl und Mehrzahl

Im linken unteren Quadranten sind in Abbildung 4.1 unter anderen die Kultur- und Religionswissenschaften und Kontextwissenschaften angesiedelt sowie all diejenigen Perspektiven, die intersubjektive Beziehungen betrachten wie zum Beispiel die Arzt-Patienten-Beziehung. Ihre Sicht auf die Wirklichkeit führt zu der Erkenntnis, dass die Welt eine Welt von Beziehungen und Kontexten ist. Aus dieser Perspektive ist das Verbindende und Vernetzende das Entscheidende, das die Welt ausmacht. Diese Sichtweise sieht gewöhnlich sich selbst ebenfalls als die einzig richtige und zulässige Perspektive und räumt in der Regel den Betrachtungen und Forschungen der anderen drei Quadranten keinen gebührenden Raum ein. Demselben Muster folgen die Wissenschaften und Strömungen, die die kollektiven, äußeren Strukturen im Blick haben wie beispielsweise Gesellschafts- und Sozialwissenschaften oder Systemwissenschaften oder die äußeren Rahmenbedingungen des kollektiven Zusammenlebens wie zum Beispiel im medizinischen Bereich die Gesundheitsorganisationen oder ärztlichen Institutionen (rechts unten, Sie).

Die eingeschränkte, eindimensionale Sichtweise der jeweiligen Perspektive führt dazu, dass alle anderen Perspektiven nicht erkannt – nicht anerkannt oder entwertet werden[4]. Dabei kann jede Perspektive nur einen Teil der ganzen Wirklichkeit abbilden. Erst die Multiperspektive erlaubt einen umfassenderen Blick auf die Wirklichkeit. Um eine solche umfassende, multiperspektivische Position einnehmen zu können, ist es notwendig, dass alle vier Dimensionen der Wirklichkeit miteinander in Verbindung gebracht werden. Dass sich die wissenschaftlichen und philosophischen Exponenten darüber austauschen, ihre Fragestellungen, Diskussionen und Ergebnisse kommunizieren, miteinander abgleichen und in ergänzende Verbindung bringen.

Das Vier-Quadranten-Modell bietet einen passenden Rahmen für die Gesamtheit der Aspekte der Wirklichkeit, für alle Dimensionen des In-der-Welt-Seins. Die vier Quadranten repräsentieren selbstverständlich nicht etwa nur Wissenschaftsansätze, die hier nur beispielhaft angeführt werden. Vielmehr kann alles, was existiert, aus den Blickwinkeln des Ich, Wir, Es und Sie betrachtet werden. Alles – Mikrokosmos und Makrokosmos, der individuelle Organismus und der Weltorganismus – kann auf diese Weise abbildet und dargestellt werden.

Integrale Diagnose

Wenn wir das Vier-Quadranten-Modell aus Abbildung 4.1 vor Augen haben, wird verständlich, dass zur Diagnose der Es-Bereich mit dem körperlichen Befund durch die ärztliche und gegebenenfalls technische Untersuchung genauso gehört wie die subjektive Ebene (Ich) des Befindens, der Deutung und Bewertung der Symptome durch den Patienten und das Eingebettetsein dieser Symptome, der Krankheitsentwicklung und ihrer Ursachen in seine Lebensgeschichte (▶ Abbildung 4.2).

Befinden Subjektive Befindlichkeit (Ich-Erleben und Beschreibung) Modalitäten der Symptome Biografische Krankengeschichte Deutung und Bewertung von Symptomen Symptomphänomenologie (Schuld, Angst, Zuversicht, …)	**Befund** Objektive Befundung Manuelle Untersuchung Technische Untersuchung Labor, Biomarker Bildgebende Verfahren
Beziehung Persönliches Umfeld Arzt-Patienten-Begegnung Arbeitsplatz Soziokulturelle Aspekte Religiös-spirituelle Wertvorstellungen Projektion/Gegenprojektion Kulturelle Bewertung einer Diagnose (z.B. AIDS): positiv–neutral–negativ	**Umgebungsfaktoren** Ernährung Umwelt Arbeitswelt Armut, Arbeitslosigkeit Lebensbedingungen Wirtschaft Gesundheitssystem

Abb. 4.2 Diagnostik in den vier Quadranten

Ebenso fließen die sozialen Beziehungen (Wir) zur Familie, zum Partner oder zur Partnerin, zu Freunden oder am Arbeitsplatz in die Diagnose mit ein, wenn sie krankheits- und genesungsrelevant sind. Die Arzt-Patienten-Beziehung ist für die Diagnose von besonderer Bedeutung, werden doch heikle Krankheits- und Lebensumstände nur auf der Basis gelingenden Vertrauens geäußert und besprochen. Im psychischen Bereich, wenn es um psychopathologische, um charakterliche oder verhaltensmäßige Fragen geht, spielen Projektion und Gegenprojektion eine wichtige Rolle als diagnostische, psychodynamische Kriterien. Ebenso fließen in die Diagnostik persönliche, kulturelle und religiöse Wertvorstellungen mit ein, die in Fragen der Krankheitsentstehung, -bewertung und -bewältigung von großer Bedeutung sind. Wird beispielsweise eine Krankheit aus Schuldgefühlen als gerechte Strafe empfunden (etwa durch die Vorstellung von Sünde im christlichen Kontext), ist das ein wichtiger diagnostischer Faktor, der erhebliche Bedeutung für die einzuschlagende Therapie haben kann. Den vierten Quadranten rechts unten (Sie) bestimmen zum Beispiel Ernährungs- und Umweltfaktoren, die ursächlich in Verbindung mit einer Erkrankung stehen können, oder Faktoren wie die Lebens- und Wohnsituation, Arbeitsüberlastung oder Überforderung durch die beruflichen oder familiären Bedingungen sowie die Frage nach den Lebensbedingungen durch Armut oder Arbeitslosigkeit.

Erst alle vier Bereiche zusammen ergeben ein weitgehend vollständiges Bild und ermöglichen eine multidimensionale, das Krankheitsgeschehen aus den verschiedenen Perspektiven und Lebensbereichen erfassende Diagnose. Mithilfe der integralen Diagnose kann es gelingen, möglichst alle beteiligten Faktoren der Krankheit und ihrer Entstehung darzustellen, ihnen gerecht zu werden und eine ebenso multidimensionale Therapie einzuleiten und durchzuführen.

Integrale Therapie

Je nach Diagnose und mitbestimmenden Krankheitsfaktoren schöpft auch die Therapie aus allen vier Bereichen (▸ Abbildung 4.3).

Subjektiv-innerliche Therapie	**Objektiv-äußerliche Therapie**
Ärztliches Gespräch Psychotherapie Verstehen der Krankheit Umgang mit Krankheit Sinnfindung und Bedeutung Lebensausrichtung, Meditation Imagination, Suggestion, Gebet	Medikamentös Chirugisch Physikalisch Nuklearmedizinisch Energetisch
Beziehungsebene	**Medizinsysteme und Methoden**
Arzt-Patienten-Begegnung als zentrales Therapeutikum Einbezug der Familie, Partner in den Heilungsprozess Offenheit und Empathie Psychosoziokulturelle Unterstützung Heilsame Projektionen Biografische Arbeit und Versöhnungsarbeit	Konventionelle Medizin Komplementärmedizin Ambulante/stationäre Therapie Behörden und Strukturen Krankenkassen und -versicherungen Politische und wirtschaftliche Rahmenbedingungen Infrastruktur und Versorgung

Abb. 4.3 Therapie in den vier Quadranten

Die medikamentöse Therapie, chirurgische Eingriffe oder physikalische Maßnahmen sind ärztliche Handlungen, die zum äußerlichen Es-Bereich (▸ Abbildung 4.1.b) gehören, denn sie wirken von außen auf den physischen Körper. Die moderne, hoch entwickelte Medizin des Westens greift in der Therapie noch immer fast ausnahmslos auf den rechten oberen Quadranten zu. Gemäß ihrem Selbstverständnis als objektive, empirische Medizin begreift sie die Patienten als zu behandelnde Objekte, demgemäß alle Therapiemaßnahmen von außen erfolgen müssen. In diesem Therapieverständnis ist und bleibt der Patient in einem doppelten Sinn Patient: Er ist durch seine Symptome und Beschwerden nicht nur ein Leidender (patiens), sondern, weil er als menschliches Subjekt kaum vorkommt, auch ein die Therapie erleidendes Objekt (patiens). In diesem Punkt unterscheiden sich auch die meisten Formen der Komplementärmedizin nicht von der konventionellen Medizin. Auch Komplementärmediziner agieren vielfach rechts oben und versuchen sogar den empirisch-wissenschaftlichen Kriterien von rechts oben zu entsprechen, um von der Schulmedizin anerkannt zu werden. Erst wenn die Vertreter der Komplementärmedizin ein multidimensionales Verständnis entwickeln und auf dieser Basis auch anwenden und sie ihre Medizin nicht mehr länger nur als Pillenersatz verstehen, wird die Komplementärmedizin ihrem ganzheitlichen Anspruch gerecht, da erst dann auch die weiteren Perspektiven bzw. Quadranten mitberücksichtigt sind.

Sehr oft – vor allem bei chronischen oder chronisch-rezidivierenden Leiden – brauchen Patienten neben der äußeren Therapie auch Maßnahmen, die ihre Befindlichkeit und ihr psychisches Wohlergehen berücksichtigen und verbessern. Oder Interventionen, die unter Umständen in der Lage sind, Konflikte, Versagens- und Schuldgefühle, die in einem Krankheitsgeschehen involviert sind und einer tiefer gehenden Genesung im Wege stehen, aufzuarbeiten und zu lösen. Bei schweren Krankheiten brauchen sie außerdem psychologische Unterstützung bei der Krankheitsbewältigung – nicht nur bei Krebs oder im Finalstadium einer Krankheit, wie sie im Rahmen der Psychoonkologie oder der Palliativmedizin bereits existiert. Gerade in Grenzsituationen des Lebens ist in besonderem Maß seelsorgerische oder spirituelle Begleitung und Unterstützung dringend notwendig. Beziehen wir als Ärzte unsere Patienten immer mehr in ihrer Subjekthaftigkeit in den Heilungsprozess ein (was bedeutet, auch uns selbst mehr als Subjekt und nicht mehr nur als einen objektiven medizinischen Ausführer und Exponenten zu betrachten), dann werden die objektiven medizinischen Maßnahmen durch den in Abbildung 4.1.b oben links dargestellten Quadranten (Ich) ergänzt: durch unterstützende Arzt-Patienten-Gespräche, durch psychotherapeutische Interventionen, durch Achtsamkeitsübungen, durch Meditation, durch Visualisierung oder auch durch Gespräche über Sinnfragen oder spirituelle Fragestellungen.

Die intersubjektive Perspektive in Abbildung 4.1.b (links unten, Wir) gewinnt durch die derzeitige positive Neubewertung der Arzt-Patienten-Beziehung für die Wirksamkeit von Therapien (► S. 112 ff.) auch im konventionellen Medizinbetrieb zunehmend Bedeutung. Eine zugewandte, gesundheitsausgerichtete und lebensbejahende, am gesunden Ausgang orientierte Beziehung zum Patienten ist bereits als solche einer der wirksamsten und heilsamsten Faktoren der Therapie. Jede medizinische Maßnahme, ob durch Medikamente, physikalische Therapie oder Ernährungsumstellung, wird durch eine gelingende Arzt-Patienten-Beziehung signifikant verstärkt. In einer guten, positiven Arzt-Patienten-Beziehung braucht es in der Regel deutlich weniger Medikation und weniger technische Maßnahmen. Die am Heilungsprozess beteiligten Systeme des Organismus werden offensichtlich allein durch eine positive Beziehung aktiviert und verstärkt (► S. 50, S. 54 ff.). Dasselbe gilt auch für alle anderen Beziehungen der Patienten: zum Lebenspartner oder zur Lebenspartnerin, zu den Kindern, zu Freunden, zu Arbeitskollegen oder zum Chef. Nicht selten sind festgefahrene, mit ungelösten Problemen beladene Beziehungen, in denen über die wesentlichen Dinge, vor allem über die Konflikte, nicht mehr gesprochen wird, ein unheilvoller Nährboden, auf dem körperliche Krankheiten entstehen oder sich schon bestehende Beschwerden verschlimmern oder aufrechterhalten werden. Therapeutische Interventionen der Familien- oder Systemischen Therapie können in diesem Fällen sehr hilfreich sein. Spielen im Krankheitsgeschehen kulturelle, konventionelle oder religiöse Wertvorstellungen und Bewertungen eine Rolle, so betreffen die notwendigen Interventionen ebenfalls den intersubjektiven Bereich, der in Abbildung 4.1.b links unten dargestellt ist.

Rechts unten ist die kollektive Außenperspektive (Sie) angesiedelt, in der es um Fragen nach der Art des medizinischen Zugangs gehen kann. In einem Krankheitsfall kann zum Beispiel die Frage auftauchen, ob die konventionelle Medizin ausreichend und sinnvoll ist oder ob in diesem speziellen Fall Verfahren der Komplementärmedizin notwendig sind. So kann bei Schmerzen oder anderen, energetisch bedingten Störungen ein energetischer Ansatz wie die Akupunktur als Methode der chinesischen Medizin hilfreich sein. Dazu liegen inzwischen viele Studien vor, die diesen therapeutischen Zugang validiert haben (▸ S. 49 ff.). Auch die Entscheidung, ob eine ambulante hausärztliche oder fachärztliche Behandlung notwendig und sinnvoll ist, oder ob ein Patient besser stationär im Krankenhaus oder in einer Kur- oder Rehabilitationseinrichtung unterzubringen ist, ist eine Fragestellung der Perspektive im rechten unteren Quadranten. Ebenso gehören hierher Fragen der Verwaltung, der Gesundheitsbehörden, der Kammern, der Krankenkassen und -versicherungen oder Fragen nach der Kostenübernahme für Behandlungen oder die Indikationsstellung für bestimmte Einrichtungen.

Verbundenheit aller vier Bereiche und Perspektiven

In der weiter oben geschilderten Patientengeschichte (▸ S. 73 ff.) wurden die unterschiedlichen Perspektiven der Institutionen, der Menschen, die sich dort aufhalten, der dort praktizierten empirisch-wissenschaftlichen Medizin – jeweils eingebettet in ein bestimmtes Welt- und Menschbild – zur Verdeutlichung als vier eigenständige Bereiche im Sinne des Vier-Quadranten-Systems dargestellt: das Personal in der Notaufnahme, das unter dem Druck von Notfallmaßnahmen das intersubjektiv Menschliche aus dem Auge verliert; das Ehepaar, das nach der Einlieferung der Ehefrau zugunsten „besserer und ungestörter“ Arbeitsabläufe getrennt wird; die Krankenschwester und der Pfleger auf der fachfremden Station, die sich um die Patientin kümmern; sowie das durch Effizienzvorgaben der Abteilungsleitung und des Krankenhausmanagements überforderte Pflegepersonal und der ungeduldige Arzt auf der Fachstation. Die geschilderten unterschiedlichen Perspektiven auf die Wirklichkeit des eigenen Umfelds existieren jedoch nicht getrennt voneinander. Verbundenheit gilt auch hier. Alle Bereiche stehen in Verbindung durch die gemeinsame Aufgabe, Gesundheit zu erhalten und/oder wiederherzustellen. Wenn wir wie aus der Vogelperspektive auf diese vier Bereiche bzw. Perspektiven von Krankheit und Gesundheit blicken, wird die gegenseitige Verbundenheit, Bedingtheit und Abhängigkeit aller Ebenen miteinander deutlich: die Verbundenheit der objektiven, subjektiven, intersubjektiven und systemischen Aspekte *einer* Medizin. Fehlt diese grundlegende Verbundenheit, fallen alle Bereiche auf sich selbst zurück, verlieren die Verbindung zum Ganzen und kreisen nur noch um sich selbst, um ihren Selbsterhalt und ihren Selbstzweck. Dann lösen sich die verbindenden Interessen und Ziele zum Wohle der Menschen auf. Dann bringen sich „gegnerische" Lobbys in Stellung wie Ärzteverbände gegen Krankenkassen und Kassenärztliche Vereinigungen, Selbsthilfegruppen und Patientenvereinigungen gegen Ärzte und Gesundheitsbehörden. Die Gesundheitsindustrie droht Politik und Gesellschaft mit dem Abbau von Arbeitsplätzen, Ärzte behandeln zunehmend aus Angst vor juristischer Verfolgung und Haftungsklagen nur noch nach normierten medizinischen Leitlinien – egal wie alt oder wie moribund ein Patient ist, egal, wie zurückhaltend die Therapiewünsche der Patienten sein mögen. In dem Moment, in dem ein einzelner Bereich nur noch sich selbst im Blick hat, wenn die Krankenhäuser, das medizinische Personal oder die Patienten nur an ihre eigenen Interessen denken, verzerrt sich die Wahrnehmung des Ganzen. Isolierte Perspektiven werden dem Ganzen – hier Gesundheit und Heilung – nicht gerecht. Erst die grundlegende Verbundenheit aller Bereiche stellt sie in eine sinngebende Gesamtfunktion zum Wohle aller, in der keiner für sich allein und isoliert dasteht.

Das Ganze erscheint umso deutlicher und klarer, je mehr es gelingt, alle Perspektiven einzunehmen und zu berücksichtigen. Dann ergibt sich *ein* Feld der Betrachtung, in dem alle Perspektiven gleichberechtigt sind und sich gegenseitig ergänzen. Es scheint das Antlitz *einer* gemeinsamen Wirklichkeit auf – die aus unterschiedlichen Perspektiven betrachtet werden kann. Jede Perspektive trägt zur Wahrnehmung des Ganzen und der Ganzheit bei – in ihrer Gesamtschau zur Wahrnehmung einer Medizin der Verbundenheit, die dann tatsächlich den Namen „Ganzheitsmedizin" verdient. Menschen, die bewusster mit sich und der Welt umgehen wollen, lernen, den gewohnten Blickwinkel als *einen* von vielen möglichen zu erkennen und nach und nach auch andere Blickwinkel einzunehmen. Auf diese Weise wird der Horizont weit. Diese umfassende Sicht, Medizin, Krankheit, Gesundheit und Heilung zu betrachten, lässt den Blick auf das Ganze zu und dient dem Wohle aller. Menschen, die Perspektivwechsel einüben und die darin liegende Verbundenheit von und mit allem erfahren, werden letztlich zu einer Art trans-perspektivischer Grundwahrnehmung fähig sein – dem Gewahren eines sinnhaften, sinnstiftenden Hintergrunds, in dem alle Perspektiven enthalten sind.

Verbundenheit im persönlichen Heilungsprozess des kranken Menschen

Der verborgene Schatz von Krankheit

Am Anfang jeder akuten oder schwerwiegenden Krankheit steht der Schock. Das Unfassbare reißt den Menschen aus seinem gewohnten Leben. Der Boden unter seinen Füßen ist weggerissen. Der Eintritt einer schweren Krankheit in das Leben bedeutet eine Lebenskrise und bewirkt eine Zäsur. Sie teilt das Leben in eine Zeit „vor der Krankheit" und eine Zeit „nach der Krankheit" ein. Nichts wird mehr so sein wie zuvor. Noch im Schockzustand müssen die ersten medizinischen Maßnahmen greifen. Diagnostik und Therapie stehen im Vordergrund – möglichst eingebettet in einen zugewandten und menschlichen Rahmen. Das allein ist schon eine immense Herausforderung für die Patienten, ihre Angehörigen und die Ärzte. Umso mehr ist aufseiten der Ärzte und des Pflegepersonals höchste Achtsamkeit gefordert, die Menschen im Schock nicht mit Aktionismus zu überrennen, sondern ihnen Zeit zu lassen zu begreifen, was überhaupt los ist, damit sie mitwirken können an den notwendigen Entscheidungsprozessen. Es gilt herauszufinden, wie weit der Betroffene in der Diagnostik gehen möchte, welche Therapiemöglichkeiten zur Wahl stehen, wie weit er all den medizinischen Empfehlungen folgen und inwieweit er einen eigenen Weg versuchen will. Außerdem geht es um die Fragen, was er außer den medizinischen Maßnahmen benötigt, um von innen her gesund zu werden, um seine eigenen Heilkräfte zu aktivieren.

Klingt der Schock allmählich ab, gilt es zu begreifen, was da überhaupt im eigenen Leben geschehen ist. Der Betroffene muss sich nach und nach über das Ausmaß der Krankheit und ihrer Folgen klar werden. Auch das braucht Zeit. Zeit, die einem viel zu oft nicht gelassen wird. Macht es denn wirklich einen Unterschied, ob eine Operation oder eine Chemotherapie ein paar Tage früher oder später durchgeführt bzw. eingeleitet wird? Es ist wichtig, dass der Betroffene genügend Zeit hat, um sich vom ersten Schock zu erholen und die Situation zu verstehen. Um sich mit den veränderten Perspektiven vertraut zu machen und sich innerlich mehr zu stabilisieren. Dann kommt auch der geforderte Organismus in eine stabilere Ausgangslage, und die Therapiemaßnahmen werden besser als unter Schock bewältigt. Sind die Akut- und Schockphase und die ersten medizinischen Maßnahmen vorbei, beginnt die Zeit der Auseinandersetzung mit der Krankheit, in der es darum geht, sie verstehen zu wollen. Ich frage meine Patienten oft: „Was meinen Sie selbst, womit Ihre Krankheit zu tun hat?“ Die Betroffenen wissen selbst am besten über die möglichen Zusammenhänge ihrer Krankheit Bescheid. Ich vertraue da ganz auf ihr eigenes Wissen und auf ihre Intuition. Wer, wenn nicht die Patienten selbst, können eine Ahnung, ein Wissen über die tieferen Lebenszusammenhänge ihres Krankwerdens haben?

In einer Krankheit kann sich auch ein Schatz verbergen. Es ist von großer Bedeutung im Umgang mit Krankheit, ihr im Leben einen Platz zu geben. Die Krankheit als einen Teil des gegenwärtigen Lebens anzuerkennen. Auch das ist Verbundenheit. Denn Krankheit als einen missliebigen Fremdkörper einfach nur loswerden zu wollen, heißt, sie rundherum abzulehnen und von sich selbst abzuspalten. Abspaltung ist jedoch das Gegenteil von Ganzheit, die doch so viele Menschen anstreben, indem sie zum Beispiel ganzheitlich behandelt werden wollen. Und etwas abzuspalten, kostet viel Energie, die doch eigentlich gerade jetzt zum Gesundwerden so dringend gebraucht würde. Das Essenzielle des Heilseins liegt im Begreifen, dass heil sein weit mehr als nur die Abwesenheit von Krankheit bedeutet. Heil sein heißt, sich ganz fühlen. In sich ruhen. Vollständig sein. Auf diese Weise ist es möglich, sich auch *mit* einer Krankheit als heil zu empfinden. Erst wenn es gelingt, die Krankheit auf sich selbst und das eigene Leben zu beziehen, ist man in der Lage, sie zu begreifen und Sinn daraus zu schöpfen. Die meisten Menschen entdecken ohne Weiteres Zusammenhänge zwischen ihrer Krankheit und ihrer Lebensgeschichte und/oder ihren Lebensumständen. Im Allgemeinen genügt es, einen Blick auf die Hintergründe des Lebens zu werfen – möglichst ohne zu werten und sich schuldig zu fühlen. Niemand ist schuld an seiner Krankheit, auch wenn sich das nicht wenige vorwerfen. Letztlich wissen wir nicht, warum jemand krank wird und ein anderer gesund bleibt.

Anstatt zu viel Energie in die Vergangenheit und ihre Interpretation zu stecken, ist es hilfreicher, den Blick nach vorn zu richten. Die Frage „Wohin führt mich meine Krankheit?“ kann dabei sinnvoll sein. Bei aller Beschwernis, bei allem Leid und allen Schmerzen – irgendwohin wird sie mich führen. Mit der Frage, wohin einen die Krankheit führt, wird zutiefst das Vertrauen ins Leben berührt – gleichsam der Boden der Heilung. Die Krise, die eine schwere Krankheit auslöst, wird nicht selten zum Anlass, Dinge im Leben zu verändern und zum Positiven zu wenden. Etwas zu tun, das vielleicht ohne die Krankheit nie getan worden wäre. In der tiefen Auseinandersetzung mit Krankheit stößt man zu den wesentlichen Fragen vor: „Was ist wirklich wesentlich für mich, für mein Leben, für meine Beziehungen?“ Krankheit wird zum Anlass, in die Tiefen des eigenen Selbst vorzudringen. In jenen Bereich, der weit über Gesundheit und Krankheit hinausgeht, das persönliche Ich weit überschreitet. Die schlimmste Krankheit kann auf diese Weise sogar zum wertvollsten Geschenk an das Leben werden. Sie kann dabei helfen, das Sinnhafte im Leben zu entdecken, zu bewahren und zu kultivieren. Eine Krankheit kann das im Alltäglichen so oft Verborgene offensichtlich machen – die immerwährende tiefste Verbundenheit mit der Quelle des Lebens.

Tiefste Verbundenheit mit der Quelle des Lebens

Die tiefste Dimension der Verbundenheit ist die Verbundenheit mit der Quelle des Lebens. Das Leben und eingebettet in ihm Krankheit und Gesundheit ist in steter Bewegung – in einem stetigen Werden und Vergehen begriffen. Als Geschöpfe sind wir Menschen auf das Innigste mit dieser Lebensquelle verbunden. Unser Werden, Wachsen, unsere Entwicklung – und auch unsere Krankheiten, unsere Gesundheit und unsere Heilung – fließen aus dieser Quelle.

In Verbundenheit mit der Quelle des Lebens treten alle menschlichen Errungenschaften und Werte hervor: die Sorge um oder die Vernachlässigung der Mitmenschen und der Umwelt, die Sorge für die Freiheit der Menschen oder deren Unterdrückung, die Sorge um Teilhabe und Verantwortung oder das Verharren in Ausbeutung und Egoismus. Und verbunden mit seinem Ursprung hat der Mensch das Geschenk des freien Willens und der freien Entscheidungsfähigkeit. Es liegt an uns, wie wir damit umgehen und was für eine Welt wir erschaffen wollen. Denn der Mensch ist nicht nur Geschöpf, er ist auch Mitschöpfer der Welt, in der er lebt. Alle Lebewesen treten aus derselben gemeinsamen Quelle ins Leben und sind durch dieselbe essenzielle Natur miteinander verbunden. Diese Erkenntnis des Tief-miteinander-verbunden-Seins kann die Grundlage für ein menschenwürdiges und menschengerechtes Gesundheitssystem, ja ein entsprechendes Gesellschaftssystem, schaffen. In der Haltung liebend-empathischer Verbundenheit kann sich ein noch unberührter Raum öffnen, aus dem heraus die Lebensquelle sich selbst ausdrückt – in neuer Kraft, in neuer Kreativität und in neuem Geist, geheimnisvoll als Geschenk des Lebens selbst.

Eine der schönsten Früchte gelingender Heilarbeit – selbst wenn weiterhin Krankheitssymptome bestehen bleiben oder wenn der Tod nicht mehr abwendbar ist – liegt in der Chance, eben diese tiefe Verbundenheit erkennen und erfahren zu dürfen: Verbundenheit mit sich selbst, die nichts mehr ausgrenzt – selbst die Tatsache der Krankheit oder des Sterbens nicht –, Verbundenheit mit den inneren und äußeren Heilkräften, Verbundenheit mit den Menschen, die für einen von Bedeutung sind, und Verbundenheit mit der tiefsten Lebensquelle, durch die Krankheit und Sterben, Geburt und Tod nur als Stationen in einem nie endenden Strom universellen Lebens erscheinen.

Anmerkungen

1. Hayes S.: *Get out of your mind and into your life – The new acceptance and commitment therapy*. New Harbinger Publications, Oakland 2005
2. *A Theorie of Everything* lautet denn auch der originale Buchtitel Wilbers (deutsche Ausgabe: Wilber K.: *Ganzheitlich Handeln*. Arbor-Verlag, Freiburg 2010), in dem unter anderem die Quadranten vorgestellt werden. Eines der grundlegenden Werke von Wilber ist *Das Gute, das Schöne, das Wahre: Geist und Kultur im 3. Jahrtausend*. Fischer TB Verlag, Frankfurt a.M. 2002
3. Werden die Geisteswissenschaften als den Naturwissenschaften gleichwertig betrachtet (womit sich die materialistische Sichtweise schwertut), dann existiert Objektivität selbstverständlich auch für die – innerlichen – geistigen Erkenntnisbereiche, und zwar immer dann, wenn eine ausreichende Anzahl kompetenter Forschung zu einem übereinstimmenden Ergebnis kommt (Objektivität in einem umfassenderen Sinn). Auf diese Weise lässt sich geisteswissenschaftliche Erkenntnis von bloßer Spekulation unterscheiden. Wenn dies nicht der Fall wäre, gäbe es keine Berechtigung für Geisteswissenschaften. (Selbst hartgesottene Materialisten treffen ihre materialistischen Aussagen aus ihrem Bewusstsein/Geist heraus, welches wiederum eingebettet ist in [geistige] biografische und kulturelle Kontexte. All dies lässt sich geisteswissenschaftlich untersuchen, mit objektiven [im obigen Sinne] Feststellungen.)
4. Die Verabsolutierungen der einzelnen Quadranten-Perspektiven in Anlehung an Abbildung 4.1 in Kurzform: Quadrant oben links = Subjektivismus, Quadrant oben rechts = Empirizismus, Quadrant unten links = Kontextualismus, Quadrant unten rechts = Systemismus.

5 Prämissen der ärztlichen Haltung

►

Die ärztliche Persönlichkeit

Die Persönlichkeit der Ärzte sowie anderer Menschen in den Heilberufen ist von entscheidender Bedeutung für die Beziehung zwischen Arzt bzw. Therapeut und Patient und für das Gelingen des Heilungsprozesses. Dies gilt für alle Erkrankungen, für die primär organischen ebenso wie für die primär psychischen, für die akuten genauso wie für die chronischen.

Die zentrale Bedeutung der therapeutischen Persönlichkeit wurde unter dem materiellen Paradigma der Organmedizin über Jahrzehnte, wenn nicht sogar noch länger, unterschätzt und vernachlässigt. Die Vorstellung, organische Krankheit sei nur ein Defekt auf der molekularen, biophysikalischen und biochemischen Ebene, hat dazu verleitet, nur auf diese Ebene zu schauen, ohne die Interaktionen des Krankheitsgeschehens mit dem Bewusstsein der Patienten und dem der Therapeuten zu erkennen und zu beachten.

Spätestens seit die enge und unauflösliche Verzahnung und Durchdringung von Bewusstsein und Materie eindeutig wissenschaftlich nachgewisen ist, kann man sich nicht länger dem Einfluss der therapeutischen Beziehung, der inneren Haltung und der medizinischen Überzeugungen von Arzt und Patient auf den Krankheitsverlauf verschließen.

Der Arzt ist unlösbarer Bestandteil des Heilungsgeschehens im Patienten. Seine Zuwendung, seine Empathie und seine Haltung gegenüber dem Patienten und seinen Heilungsaussichten sind wesentliche Voraussetzung für die Aktivierung der Heilungsressourcen. Dies ist nicht eine Frage der Worte, sondern geschieht vor allem *zwischen* den Worten, nonverbal. Es ist wenig hilfreich, dem Patienten vorn herum nette und positive Worte zu sagen, wenn man unausgesprochen eigentlich vom Gegenteil überzeugt ist. Jeder Patient spürt, ob Worte aufrichtig oder aufgesetzt sind. Auch und gerade das Unausgesprochene, das die eigentliche Einstellung des Arztes widerspiegelt, wirkt im Bewusstsein des Patienten. Das muss ihm nicht einmal bewusst sein, es wird vielmehr quasi subkortikal registriert und von dort aus über die entsprechenden Hirnareale wie beispielsweise die Amygdala weiterverarbeitet. Diese Mechanismen werden heute sehr exakt von der Psychoneuroimmunologie beschrieben.

Wie wir gesehen haben, gibt es kein isoliertes Voneinandergetrenntsein, da jeder Mensch unbegrenzt mit den Feldern seiner Mitmenschen und seiner Umwelt in Verbindung steht und kommuniziert. Auf dieser Ebene bilden Arzt und Patient eine untrennbare Einheit. Auf subtile Weise kommunizieren sie miteinander, und die Gedanken, Überzeugungen und Einstellungen (zum Beispiel positive oder negative Vorstellungen über den Heilungsverlauf) des einen beeinflussen die Gedanken, Einstellungen und Überzeugungen des anderen. Das ist unter anderen ein wichtiger Grund, weshalb Persönlichkeitsarbeit und ein Bewusstwerden über sich selbst bei Ärzten und anderen Menschen in den Heilberufen sinnvoll und notwendig ist. Angesichts der immensen Auswirkungen, die das Bewusstsein der Therapeuten auf die Patienten hat, halte ich es für unumgänglich, mit größter Sorgfalt und Achtsamkeit die eigene Persönlichkeit, die eigenen unbewussten Haltungen und Überzeugungen zu erforschen und sich bewusst zu machen.

Bei der Ausbildung zum Psychoanalytiker oder zum Psychotherapeuten sind Eigenanalyse und Selbsterfahrung integraler, essenzieller Bestandteil der Ausbildung. In einem erweiterten Verständnis von Medizin, in dem Körper, Psyche und Spiritualität als integrales Ganzes zu betrachten sind, darf Selbsterkenntnis nicht mehr länger nur ein Werkzeug der Psychoanalytiker und Psychotherapeuten sein, sondern sie gehört in die Mitte der ärztlichen Ausbildung. Ärzte sind in ihrer Arbeit mit „ganzen“ Menschen konfrontiert, nicht nur mit Teilaspekten wie dem Körper oder der Psyche. Deshalb ist eine kompetente Ausbildung der Mediziner in Menschenkunde und nicht nur in Körper- oder Seelenkunde erforderlich, damit aus Medizinern wirkliche Ärzte werden – mit einem integralen Verständnis des Menschen und der Welt. Empirische Naturwissenschaft, Phänomenologie, Soziologie und Kontextforschung, Philosophie und Spiritualität sind nicht länger voneinander zu trennen, sondern gehören in die medizinische Ausbildung.

Jeder Arzt und jede Ärztin, die eines Tages in der Patientenversorgung tätig sein wollen, brauchen ein Mindestmaß an Selbsterkenntnis und Selbstreflexion und neben der fachlichen auch den Nachweis menschlicher Kompetenz. Dies ist eine vorzügliche Aufgabe bereits im Medizinstudium, und es stellt sich die Frage, ob man überhaupt Studenten zum Medizinstudium und Ärzte zur Patientenversorgung zulassen sollte, die sich dieser Selbstreflexion verweigern oder eine ungenügende menschliche Kompetenz aufweisen, wenn es absehbar ist, dass sie nicht dazu fähig sind, eine heilsame Beziehungsgrundlage zu Patienten zu schaffen. An diesem Punkt müssten die Auswahlkriterien für das Medizinstudium ansetzen (► S. 194).

Integrale Selbsterkenntnis

Selbsterkenntnis betrifft alle Ebenen des Seins: den Körper, die Psyche und die Spiritualität.

Körperliche Ebene

Auf der körperlichen Ebene bedeutet Selbsterkenntnis, ein Bewusstsein und ein Gefühl für den eigenen Körper zu entwickeln. Die Bedürfnisse des eigenen Körpers kennen- und achten zu lernen. Dabei geht es unter anderem um Bedürfnisse wie Ernährung, Bewegung, Körperpflege, Entwicklung der Körperwahrnehmung oder der Wahrnehmung energetischer Aspekte (beispielsweise durch Qigong oder Taiji).

Psychologische Selbsterkenntnis

Auf der psychologischen Ebene bedeutet Selbsterkenntnis kennenzulernen, wie die eigene Psyche funktioniert. Die Psyche wird am stärksten durch die Erfahrungen in der frühen Kindheit geprägt. Aus den neueren Forschungen der Neurobiologie ist bekannt, dass diese

Erfahrungen über hirnorganische Lernprozesse zu synaptischen Verbindungen führen, die bestehen bleiben. Jede Erfahrung wird auf diese Weise hirnorganisch abgespeichert. Das bedeutet, dass durch Lernprozesse immer mehr Festlegungen im Gehirn stattfinden, die zu Automatismen führen. Aus psychologischer Sicht spricht man von Konditionierung und Prägung. Diese hirnorganische Festlegung bildet die Grundlage dafür, dass bestimmte Triggersituationen, zum Beispiel wenn sich jemand nicht genügend geliebt fühlt, automatisch, ja reflexartig, bestimmte Verhaltungsmuster nach sich ziehen, in diesem Beispiel wird derjenige vielleicht wütend oder unterwürfig oder geht in ein Leistungsmuster.

Dieses Verhalten geschieht unbewusst – es liegt im psychologischen Schatten. Werden solche unbewussten Inhalte der Psyche durch Introspektion und Selbsterkenntnis bewusst gemacht, spricht man in der Psychologie von Schattenarbeit.[1] Dabei geht es nicht darum, unliebsame Anteile der eigenen Psyche wie Neid, Geltungssucht oder Aggressivität abzuschaffen, sondern sich all dieser Eigenschaften bewusst zu werden und sie anzuerkennen, um so verantwortlich mit ihnen umgehen zu können. Andernfalls werden sie nach außen projiziert. Auf diese Weise machen wir andere zu dem, was wir selbst nicht sein wollen und ablehnen – eine der häufigsten Ursachen für Konflikte.

Die frühen Prägungen geschehen in der vorverbalen Lebensperiode, weshalb sie meist im Unbenennbaren bleiben und dem Unbewussten anheimfallen. Gerade diese frühen, oft traumatisierenden Erfahrungen bergen den Schlüssel zum Verhalten des erwachsenen Menschen und zum Verständnis seiner Motivation und Lebensmotive.

Die frühe Erfahrung, zu wenig geliebt zu werden, prädestiniert den Betroffenen zu bestimmten Verhaltensweisen, beispielsweise ein Leistungsmuster zu entwickeln, wenn Leistung bei den Eltern Anerkennung gefunden hat. Anerkennung wird dann als eine Form von Liebe gedeutet. Das Leistungsmuster dient anfangs dem Überleben des Kindes, das existenziell von der Liebe der Eltern abhängig ist und ohne Liebe nicht gedeihen kann. Später verselbstständigt sich das Muster und wird zu einem unbewussten Leistungsantrieb (psychologisch gesprochen zu einem inneren Antreiber), der den Betroffenen auch noch im Erwachsenenalter immer wieder zu Höchstleistungen antreibt – selbst wenn er sich bereits viel Anerkennung im Leben erworben hat. Viele Menschen in den heilenden Berufen, die mir begegnet sind, haben früh im Leben ein Helfermuster entwickelt. In diesen Fällen folgt die Berufswahl dann diesem inneren, unbewussten Muster und kann zu Höchstleistungsansprüchen an sich selbst bis hin zur Selbstaufopferung und im Gegenzug zu einer entsprechenden Anspruchshaltung gegenüber anderen führen. Das Wort von den „hilflosen Helfern" weist auf die Folgen hin. Selbstreflexion und Sich-selbst-Erkennen ist die beste Art der Selbstfürsorge, um keinen Burnout zu erleiden und zu lernen, besser mit den eigenen Ressourcen umzugehen.

Durch den Prozess der Selbsterkenntnis lernt man die tieferen Motive seines Handelns oder Unterlassens kennen, zum Beispiel aus welchem Grund man einmal hilft und ein anderes Mal nicht. Ebenso wichtig ist es zu wissen, welche Wertvorstellungen dafür verantwortlich sind, dass man hilft oder auch nicht. Solche Wertvorstellungen setzen unserem Denken, unseren Überzeugungen und unserem Handeln klare und einigermaßen enge Rahmenbedingungen. Sie werden oft handlungsbestimmend in ethischen Fragen, zum Beispiel im Umgang mit Sterben und Tod, in Fragen der Präimplantationsdiagnostik, der Embryonenforschung oder bei der Frage nach Fortsetzung oder Abbruch der Therapie eines Komapatienten. Hier kann es hilfreich sein zu wissen, aus welcher Quelle man seine Entscheidungen trifft. Diese Fragestellungen sind in der Regel zu existenziell, als dass sie aus einem unbewussten, konditionierten Reflex heraus getroffen werden dürfen.

Transpersonale Selbsterkenntnis

Das auf die eigene Person begrenzte Bewusstsein kann sich wie in einem Quantensprung in einen transpersonalen Raum weiten und transzendieren. Das Wesen der transpersonalen Erfahrung besteht in der Relativierung des Ichs (das Ich nicht als Zentrum des Universums, sondern als Teil eines größeren Ganzen) sowie in der Erfahrung der ungetrennten Existenz in einem grenzenlosen, nicht-personalen Bewusstseinsraum, in dem alles miteinander in Verbindung steht und in dem Raum und Zeit im Sinne von Nonlokalität und Zeitlosigkeit transzendiert werden. In dieser Erfahrung treten Ich und Identifikation zur Seite, was in den spirituellen Traditionen etwa durch die Übung der Gedankenleere erreicht wird.

Wenn die Gedankenaktivität willentlich kontrolliert und zurückgenommen wird, öffnet sich ein dahinterliegender Wahrnehmungsraum – ein Raum von Achtsamkeit und Präsenz. Die Wahrnehmungsfähigkeit für das, was ist, wird geschärft. Vieles von dem, was sich sonst im Gespräch, im Sich-Gedanken-Machen oder durch vorgefasste Meinungen und Überzeugungen der Beobachtung entzieht, tritt im Zustand wahrnehmender Achtsamkeit deutlich hervor. Das setzt nicht zwangsläufig eine lange Meditationserfahrung voraus, sondern vor allem Achtsamkeit für diesen stillen Raum der Präsenz. Dieser Zustand der (Gedanken-)Stille lässt sich jeden Tag, jeden Moment sehr einfach durch das praktizieren und üben, was ich als „kleinen Zwischenraum“ bezeichne. Zwischen jedem Gedanken, zwischen jedem Atemzug entsteht eine kleine, meist nicht bemerkte Pause. Auf diesen „Zwischenraum“ zu achten, ihn zu kultivieren, erhöht die Wahrnehmungsfähigkeit und die Achtsamkeit. Bevor man sich einem Patienten zuwendet, kann man solch einen „Zwischenraum“ zwischen dem, was man gerade gemacht hat, und der neuen Begegnung setzen. Einen Moment der inneren Stille und Ruhe, einen Moment größerer Wachheit. Einen Moment des Nicht-Nachdenkens. Mit etwas Übung reichen Sekunden dafür aus, und der Geist ist erfrischt und offen für das, was jetzt kommt, das er in aller

Fülle und Konzentration aufzunehmen bereit ist. Das Gegenüber jenseits der Karteikartenlage, jenseits des Wissens über seine Krankheit, jenseits der ärztlichen Strategieüberlegungen einfach als menschliches Wesen wahrzunehmen – wie es gerade da ist, wie es fühlt, erlebt und innerlich bewegt ist. Die Momente stiller Achtsamkeit öffnen den Geist für eine uneingeschränktere Wahrnehmung, für Neues, Noch-nicht-Gedachtes, im ureigentlichen Sinn Kreatives.

Durch die Erfahrung, mit allem verbunden zu sein, wird das Konzept der Nichttrennung zwischen Arzt und Patient, wie es wissenschaftlich als Existenz von Informationsfeldern beschrieben wird, zur lebendigen Realität. Man „weiß" plötzlich um diese tiefe Ebene der Verbundenheit, man „weiß", wie Gedanken und Überzeugungen im gemeinsamen Feld wirken und welche Bedeutung es deshalb hat, heilsame Haltungen im Miteinander zu entwickeln und zu kultivieren.

Psychologische Schattenarbeit, achtsame Wahrnehmung und die Entwicklung eines offenen Geistes und Meditation sollten zum integralen Bestandteil des Medizinstudiums gehören.

Geht der Mensch über das Bewusstsein seiner psychologischen Facetten und Ganzheit hinaus und wird sich seiner transpersonalen Dimension bewusst, beginnt ein Prozess, in dem er sich als Teil eines größeren Ganzen erfährt. Durch die Erfahrung der Allverbundenheit, löst sich die Vorstellung einer isolierten, unabhängigen Existenz und damit das Gefühl von Einsamkeit und existenzieller Angst. Aus diesem überwältigenden Gefühl des Allverbundenseins entfaltet sich ein natürliches Gefühl von Liebe und Empathie zu allem und jedem anderen, da sie als nicht von einem selbst getrennt erlebt werden.

Wenn sich die Beziehung zu den Patienten aus dieser Haltung heraus gestaltet, geschieht dies auf dem Boden echter Empathie, Aufgeschlossenheit, Wertschätzung und aufrichtiger Zuwendung – mit anderen Worten in einer zutiefst heilsamen Weise.

Menschliche Kompetenz

Im Zentrum ärztlich-therapeutischen Handelns steht die Beziehung zu den kranken Menschen. Beziehung bedeutet immer Begegnung mit dem anderen, dem Fremden, dem Unbekannten. Soll eine Beziehung heilsam sein, braucht sie als Basis Vertrauen, Achtung und Wertschätzung. Für jeden Patienten ist es notwendig, in die fachliche *und* menschliche Kompetenz des Arztes vertrauen zu können. Die meisten Patienten scheinen der fachlichen Kompetenz der Ärzte weitgehend zu vertrauen, jedoch nicht unbedingt deren menschlicher Kompetenz. Im Medizinstudium wird auf die Ausbildung und Förderung der menschlichen Kompetenz kaum Wert gelegt. Sie scheint dem verbreiteten, objektiv-wissenschaftlichen Verständnis von Medizin entbehrlich zu sein.

Ohne Menschlichkeit, ohne wirkliche, ungekünstelte Zuwendung zum Patienten und ohne aufrichtige Empathie fehlt der vertrauensvolle Boden für den Gesundungsprozess. Es fehlt an Rückhalt, um sich ganz in einen Heilungsprozess fallen lassen zu können. Der Patient kann dann nicht ganz die Kontrolle über das Geschehen abgeben, was ihm Kraft und Energie nimmt, die er eigentlich für das Gesundwerden bräuchte.

Die fehlende Vertrauensbasis macht sich schon bei ganz kleinen Dingen bemerkbar, die eigentlich selbstverständlich erscheinen, es aber offensichtlich doch nicht sind. Es ist zum Beispiel wichtig, den Patienten persönlich zu begrüßen. Nicht in alter Chefarztmanier bei der Visite mit der ganzen, in hierarchischer Rangordnung einfallenden Ärzte-, Schwestern- und Studentenkorona in ein Krankenzimmer hereinrauschen, sich fast ausschließlich auf die Karteikarte eines Patienten konzentrieren, ohne ihn nur eines Blickes zu würdigen, und über seinen Kopf hinweg über ihn sprechen. Noch immer kommt das gar nicht selten vor und lässt sich in vielen Schattierungen nicht nur in unseren Krankenhäusern, sondern auch in Praxen und anderen medizinischen Einrichtungen feststellen. Dabei begegnen wir doch einem Menschen, der einen Namen hat, mit dem er angeredet werden möchte. Jemanden als Menschen wertzuschätzen bedeutet auch, wirklich in Kontakt mit ihm zu treten, ihn anzuschauen und wirklich Interesse für ihn zu signalisieren. Der Patient braucht das Gefühl, dass er selbst und nicht nur seine Krankheit wahrgenommen wird.

Menschliche Kompetenz beinhaltet Wertschätzung und Respekt vor dem anderen, der in der folgenden Episode schmerzlich fehlt. Ein Hochschullehrer hält vor Studenten eine Chirurgievorlesung. Eine junge Frau wird zur Fallvorstellung auf einer Trage in den Hörsaal gefahren. Offensichtlich ist es eine ausländische Frau, die auf dem Weg zur Operation im Hörsaal Zwischenstation macht. Der Professor spricht ohne zu unterbrechen weiter zu seinen Studenten und nimmt von der jungen Frau keine Notiz, die sichtbar verängstigt nichts versteht und nicht weiß, was hier mit ihr geschieht. Plötzlich tritt der Dozent, ohne auch nur ein einziges Wort an sie zu richten oder sie als Person wahrzunehmen, an die Trage heran, reißt ihr die Decke vom Leib und palpiert grob ihren Bauch mit den triumphierenden Worten: „Hier sehen sie ein akutes Abdomen!“ Für ihn war dieser kranke, verängstigte und unter Schmerzen leidende Mensch lediglich ein Demonstrationsobjekt, das er aller Menschenwürde entkleidete. Gehen wir zum Trost davon aus, dass dieses Beispiel nicht die Regel in deutschen Hörsälen ist, und dennoch können wir viel davon in ähnlicher Weise überall erleben.

Menschliche Kompetenz liegt einerseits in der Persönlichkeit und im Charakter eines Menschen begründet. Andererseits ist es notwendig, die vorhandene menschliche Kompetenz zu schulen, zum Beispiel durch das Bewusstmachen unbewusster Persönlichkeitsanteile und eine damit einhergehende vertiefte Fähigkeit der Selbstannahme (sich annehmen und lieben lernen).

Grundhaltungen einer gelingenden Arzt-Patienten-Beziehung

Die Arzt-Patienten-Beziehung ist nicht eine beliebige Begegnung zwischen zwei Menschen, sie ist bereits selbst Bestandteil des inhärenten Heilungsprozesses. Die Hoffnungen und Erwartungen der Patienten, die sie gegenüber den ärztlichen Fähigkeiten und Kompetenzen hegen, verstärken den Heilungsvorgang – viel mehr als von Ärzten und Wissenschaftlern gemeinhin angenommen wird. Der Vorgang der Heilung gelingt überhaupt erst auf dem Boden des Vertrauens, das Arzt und Patient zueinander entwickeln. Je weniger Angst ein Patient angesichts seiner Erkrankung empfindet, desto stärker werden aus neuroimmunologischer Sicht immunologische Prozesse aktiviert, die die Ausgangslage der Krankheitsbewältigung verbessern. Heilungsprojektionen auf den Arzt tragen wesentlich zum Heilungsprozess bei. Dies ist ein Faktum, das durch die Placeboforschung vielfältig belegt wurde (► S. 46 f., S. 49 ff.). Der Grund für diese positive Wirkung liegt bereits in der Person des Arztes oder des Therapeuten. Das wird immer noch viel zu sehr unterschätzt oder sogar ignoriert, weil die Wirkung der ärztlichen Persönlichkeit nicht innerhalb des immer noch gültigen mechanistisch-molekularen Weltbildes der Medizin erklärbar ist. Für viele Ärzte und Therapeuten gehört die Wirkung ihrer Persönlichkeit jedoch ganz selbstverständlich zur tagtäglichen Erfahrung in ihrer Arbeit mit kranken Menschen. Deshalb ist es an der Zeit, sich der Placebowirkung und den wissenschaftlichen Belegen, die dafür inzwischen vorliegen, nicht länger zu verschließen. Es ist an der Zeit, die Wirkung des menschlichen Geistes auf die stofflich-organischen Funktionen als eine wertvolle, therapeutische Möglichkeit anzuerkennen und sie zum Wohle der Patienten nutzen zu lernen. Sie ist immer, ob man es nun will oder nicht, Teil der Interaktionen zwischen Arzt und Patient. Wenn es gelingt, dass Patienten durch ihre Ärzte Vertrauen in das Gelingen ihres eigenen Heilungsprozesses gewinnen, dann wird dieses Vertrauen auch in den Patienten selbst Fuß fassen. Dann beginnt der kranke Mensch, seinen eigenen Heilungsfähigkeiten zu vertrauen und braucht jetzt den Arzt – gestärkt durch die in ihm gewachsene Überzeugung, wieder gesund werden zu können – in der Rolle des Wegbegleiters für die von beiden als notwendig erachteten Therapiemaßnahmen.

Gelingt die Arzt-Patienten-Beziehung nicht, geht ein wesentlicher Teil des therapeutischen und heilsamen Potenzials verloren. Dieses Potenzial kann sich sogar ins Gegenteil verkehren, wenn sich die Arzt-Patienten-Beziehung negativ gestaltet, wie das folgende Beispiel zeigt. Ein ärztlicher Kollege erkrankte an einem Karzinom der Bauchorgane. Mehrere Organe wurden ihm operativ entfernt, eine Chemotherapie sollte folgen, sobald er sich von der Operation erholt hätte. In der Erholungsphase rief eines Tages die Stationsärztin bei der Ehefrau des kranken Kollegen an, die wegen des schlechten Zustands ihres Mannes sehr besorgt war. Die Ärztin sagte im Gesprächsverlauf ruppig zu ihr: „Was wollen Sie eigentlich? Wissen Sie, wie viele Organe ihr Mann verloren hat? Wozu soll es eigentlich noch eine Chemotherapie geben? Er wird doch sowieso sterben!“ Abgesehen von der Ungeheuerlichkeit, in dieser Weise, noch dazu telefonisch, einen Angehörigen derart verantwortungslos „aufzuklären“, stellt sich die Frage, in welchem Ausmaß sich die destruktive Haltung der behandelnden Ärztin subtil auf den schwerkranken Patienten auswirkt. Wieviel Vertrauen kann hier noch bestehen? Oder umgekehrt, wieviel Angst wird hier durch ein bereits verhängtes Todesurteil geschürt? Dem Patienten gelang es glücklicherweise, sich davon abzugrenzen. Tatsächlich lebte er noch weitere anderthalb Jahre, die für ihn und seine Familie, insbesondere für seine beiden Söhne eine sehr wertvolle Zeit waren – für die Söhne, die für die Entwicklung ihrer eigenen Männlichkeit noch länger Zeit hatten, um aus der männlich-väterlichen Energie zu schöpfen. Und die schlicht und einfach noch das Geschenk hatten, ihren Vater länger erleben und spüren zu dürfen, und die kostbare Zeit zur Vertiefung ihrer Beziehung und Liebe nutzen zu können. Die ganze Familie hatte noch genügend Möglichkeit, gemeinsame Zeit miteinander zu verbringen, noch notwendige Dinge zu klären und zu erledigen, sich mit den essenziellen Fragen von Leben und Tod auseinanderzusetzen und in einer guten Weise voneinander Abschied zu nehmen. Das oben geschilderte Verhalten der Stationsärztin war nicht nur nicht adäquat, sondern es untergräbt eklatant die Arzt-Patienten-Beziehung und damit das Vertrauen. Es verfehlt nicht nur den Nutzen eines heilsamen Placeboeffekts, sondern verkehrt ihn im Sinne eines Nocebos – eines Schadeffekts – ins Gegenteil (► S. 51 ff.).

Diese Umkehrung einer heilsamen Arzt-Patienten-Beziehung kommt nicht selten vor. Ein HNO-Universitätsprofessor teilte einem meiner Patienten telefonisch mit, die Untersuchung hätte ein Mundbodenkarzinom ergeben. Er ließ es nicht einmal bei der bloßen Information bewenden, sondern wies dem Patienten sogleich noch die Selbstverschuldung zu: „Das kommt vom Rauchen und von Ihrem Alkoholkonsum."

Diese beiden Beispiele sind weit entfernt von einer guten und vertrauensvollen Arzt-Patienten-Beziehung. Die verantwortlichen Ärzte müssten eigentlich abgemahnt werden, da sie mit ihrem Verhalten nicht nur die Würde der betroffenen Patienten beschädigt, sondern auch ihre Heilungschancen gemindert haben. Das Prinzip nihil nocere (nicht schaden) kann und darf nicht nur für den Körper und seine Funktionen gelten. Dieses ärztliche Prinzip gilt notwendigerweise auch für die Psyche.

Eine gelingende Arzt-Patienten-Beziehung ist gekennzeichnet durch eine heilsame Atmosphäre, die Vertrauen schafft. Atmosphären bzw. Stimmungen sind Spiegelbilder der inneren Haltung von Menschen. Zu einer heilsamen Atmosphäre gehören Aufrichtigkeit, Vertrauen und Wohlwollen. Aufgesetztes, künstliches Verhalten oder professionelle Freundlichkeit erreichen den hilfesuchenden Patienten nicht. Ich habe Ärzte erlebt, deren zur Schau gestellte Freundlichkeit einen innerlich frösteln lassen.

Für den Patienten scheint es außerordentlich wichtig zu sein, dass er das Gefühl hat, als Mensch gesehen zu werden. Er muss spüren können, dass er für den behandelnden Arzt ein Mensch und nicht nur ein Fall, ein Krankenschein, eine Krankheit oder ein Objekt ist. Das impliziert auf der anderen Seite auch die Bereitschaft des Arztes, sich ebenfalls als Mensch in die Arzt-Patienten-Beziehung einzubringen und zu zeigen und sich nicht nur hinter der Schutzmauer objektiver Professionalität zu verschanzen. „Sachkenntnis ohne Liebe macht rechthaberisch", sagt der altchinesische Philosoph Laotse. Der reinen Professionalität fehlt die subjektive und damit menschliche Seite der Begegnung und lässt die Patienten einsam, ängstlich und in Kälte zurück.

Die Wahrnehmung des Gegenübers als Mensch und nicht nur als medizinisches Objekt mündet in die Möglichkeit, sich dem Gegenüber zuzuwenden: „Du bist mir wichtig." Die Zuwendung allein ist schon ein heilsamer Vertrauensschritt. Der Patient braucht das Gefühl, ernst genommen zu werden, verstanden zu werden, angenommen zu sein.

Der Neurobiologe und Psychotherapeut Joachim Bauer nennt fünf Voraussetzungen für das Gelingen einer Beziehung[2], die im Kern den salutogenetischen Prinzipien der Kohärenz – Verstehbarkeit, Handhabbarkeit und Deutenkönnen (► S. 37) – entsprechen:

- sehen und gesehen werden,
- gemeinsame Aufmerksamkeit für etwas Drittes,
- emotionale Resonanz,
- gemeinsames Handeln,
- wechselseitiges Verstehen von Motiven und Absichten.

Es gehört zu den Grundbedürfnissen des Menschen, als Person wahrgenommen zu werden. Im medizinischen Kontext bedeutet das, eben nicht nur als Krankheit, als von der Person losgelöstes und zu behandelndes Objekt, sondern als ganze, lebendige Persönlichkeit wahrgenommen zu werden. Als Persönlichkeit mit einer Lebens- und Krankengeschichte, mit Hoffnungen und Verzweiflung, Ängsten, Wut oder Gelassenheit, mit Angehörigen, einem privaten und beruflichen Umfeld – kurzum mit allem, was das Leben ausmacht. Nicht alles davon muss in die Arzt-Patienten-Beziehung einfließen oder erörtert werden. Es geht darum, den kranken Menschen nicht nur auf dessen Krankheit zu reduzieren, sondern ihn als ganze Persönlichkeit anzunehmen und wertzuschätzen.

Die gemeinsame Aufmerksamkeit auf das Dritte, von der Joachim Bauer spricht, gilt im Fall von Arzt und Patient dem Heilungsgeschehen. Das heißt, ihre Aufmerksamkeit gilt nicht ausschließlich der Krankheit. Der alleinige Blick auf das Kranke, das Defizit, nährt die pathologische Sichtweise. Dabei bekommen negative Entwicklungen, Perspektiven und Überzeugungen leicht zu viel Gewicht, belasten die Patienten emotional und unterminieren so über neurobiologische und immunologische Mechanismen die Aussicht auf Genesung. Die konventionelle Medizin und Wissenschaft hat an diesem Punkt das Gleichgewicht verloren. Ihr Fokus liegt einseitig auf der Bekämpfung der Pathologie, des Defizits, und nimmt zu wenig Rücksicht auf die Stärkung der somatopsychischen Reserven, die im Organismus selbst Heilungsprozesse initiieren und unterhalten können. Diese Tatsachen sind eigentlich seit den Erkenntnissen der Salutogenese, der Ressourcen-orientierten Psychotherapie, der Neurobiologie und der Psychoneuroimmunologie keine Geheimnisse mehr.

Ein weiteres wichtiges Element gelingender Beziehungen ist die Fähigkeit der emotionalen Resonanz, also die Fähigkeit, sich innerlich auf sein Gegenüber einschwingen zu können, in Resonanz mit dessen Stimmungen und Gefühlen zu kommen. Für den Arzt bedeutet emotionale Resonanz, darauf zu achten, ob im Gespräch oder im Zusammensein mit dem Patienten im Patienten etwas reagiert. Vielleicht werden plötzlich Ängste sichtbar oder Traurigkeit. Oder das Gegenüber ist von etwas berührt oder zieht sich aus irgendeinem Grund emotional zurück, wenn ihm etwas zu viel oder von ihm abgelehnt wird. Nur wenigen Menschen ist die eigene Fähigkeit, in Resonanz gehen zu können und feinfühlig zu sein, bewusst; und dennoch ist sie unter der Oberfläche bei fast jedem von uns angelegt. Kommt sie als Fragestellung jedoch ins Bewusstsein, lässt sie sich durch Achtsamkeit kultivieren, sodass man einen Zugang dazu bekommt. Schon längst gibt es auch für Ärzte und Therapeuten sehr effiziente Achtsamkeitsfortbildungen, wie sie zum Beispiel John Kabat-Zinn entwickelt hat.[3] Voraussetzung dafür, sich in Achtsamkeit zu üben, ist die Öffnung dafür und die Bereitschaft, sich selbst zu verändern. Zur Entfaltung einer heilsamen, ärztlich-therapeutischen Persönlichkeit auf dem Boden von personaler und transpersonaler Selbsterfahrung und Selbsterkenntnis ist die „Integrale Ausbildung *Heilende Medizin* für Menschen im Heilberuf" entstanden, um primär ärztlich-therapeutische Fertigkeiten zu schulen, für subtile Ebenen der Heilungsprozesse zu sensibilisieren, weitere Wahrnehmungs- und Bewusstseinsräume für Diagnostik, Therapie und heilsame Arzt-Patienten-Begegnungen zu öffnen und eine beziehungsfähige und authentische Empathie und Liebesfähigkeit zu entwickeln.[4]

In einer gelingenden Arzt-Patienten-Beziehung, in der Arzt und Patient miteinander in Resonanz stehen, dienen der diagnostische und therapeutische Ablauf und alle damit zusammenhängenden Entscheidungen dem gemeinsamen Ziel der Wiederherstellung der Gesundheit und dem Eintreten von Heilung. Dies spiegelt sich im gemeinsamen Handeln wider. Beide Seiten sind dabei für den jeweils eigenen Bereich verantwortlich, tragen unterschiedliche Kompetenzen bei und handeln in gleichberechtigter und gegenseitig wertschätzender Weise zusammen. Zu diesem Zweck ist es notwendig, sich über Ziele und Motive auszutauschen, sich gegenseitig zu informieren und zu erklären. Sich dem jeweils anderen sichtbar, erfahrbar und in seinen Absichten nachvollziehbar machen. Nur so können beide dazu beitragen, das gemeinsame Ziel zu erreichen, sich zu verständigen, sich gegenseitig zu vertrauen und die Kräfte zu bündeln. Viel Potenzial bleibt brach liegen, wenn Einschätzungen anderer übernommen werden, ohne sie zu verstehen.

Im Folgenden werden zehn Grundhaltungen für eine gelingende Arzt-Patienten-Beziehung besprochen:

- Grundhaltung der Gleichwertigkeit von Patient und Arzt,
- Grundhaltung des Dienens,
- Kontext-Grundhaltung,
- Grundhaltung des Mitgefühls,
- Grundhaltung der Würde,
- Grundhaltung der Offenheit,
- Grundhaltung „Es ist mehr möglich, als wir denken",
- Grundhaltung der achtsamen Wahrnehmung (rezeptive Haltung),
- Grundhaltung in der Therapie,
- Grundhaltung der Kommunikation.

Grundhaltung der Gleichwertigkeit von Patient und Arzt

Gleichwertigkeit von Patient und Arzt bedeutet, dass beide auf gleicher Augenhöhe miteinander umgehen – von Mensch zu Mensch. Dies schließt nicht aus, dass einer der beiden Partner über eine fachliche Kompetenz verfügt, die der andere nicht hat. Das darf jedoch keinen Anlass für eine Hierarchie zwischen dem Arzt oder Therapeuten, der sich durch sein Fachwissen auszeichnet, und dem Patienten bedeuten, der wiederum Fachmann für sein eigenes Leben ist. Der erkrankte Mensch kann selbst am besten die krank machenden Umstände und Entwicklungen einschätzen, die an der Entstehung seiner Krankheit beteiligt sind. Wir als Ärzte sind auch auf seine Kompetenz und Urteilskraft angewiesen, wenn es darum geht, die für ihn richtigen und notwendigen Schritte in Diagnostik und Therapie einzuschlagen. Und beide – Arzt und Patient – brauchen für all das auch ihren gesunden Menschenverstand. Eine sich gegenseitig respektierende und die unterschiedlichen Kompetenzen achtende Arzt-Patienten-Beziehung bietet den notwendigen Vertrauensboden, der das Fundament für den angestrebten Heilungsprozess ist. Gerade derjenige, der krank ist und Hilfe braucht, kommt bereits mit einem Gefühl der Unterlegenheit oder möglicherweise des Versagens zum Fachmann und braucht in dieser Situation ein besonderes Maß an

Vertrauen in die Beziehung als auch anWertschätzung und Achtung als Mensch.

Die Kompetenz von beiden, Arzt bzw. Therapeut und Patient, wird zur Krankheitsbewältigung benötigt. Die Ärzte bringen ihre fachlich-medizinische Kompetenz ein – das, was sie in ihrem Studium und durch ihre Berufserfahrung in der Medizin gelernt haben. Das medizinische Wissen umfasst die medizinische Diagnostik, die Krankheitslehre und das Wissen um die entsprechenden Therapiezugänge. Dabei gilt es, immer auf dem neuesten Stand der Medizin zu sein – gerade auch angesichts der kurzen Halbwertzeit medizinischen Wissens von nicht einmal fünf Jahren. Neue Entwicklungen sollten aber immer kritisch überprüft und nicht nur auf Wirksamkeit, sondern auch auf Verträglichkeit und therapeutischen Nutzen begutachtet werden. Nicht selten werden neue Therapiemethoden oder Medikamente propagiert, zum Beispiel in der Krebstherapie oder in der Therapie der großen Volkskrankheiten wie Diabetes mellitus, Hypertonie oder Übergewicht, die bessere Behandlungserfolge versprechen und sich dann häufig nur als marginaler Effekt herausstellen, der unter Umständen die Lebensqualität unverhältnismäßig einschränkt (► S. 57).

Oft verordnen Ärzte Therapien, die sie – auf persönliches Befragen hin – sich selbst oder ihren Angehörigen nie zumuten würden. Ein guter Maßstab für jeden Therapeuten und jeden Arzt dafür, ob man etwas wirklich mit gutem Gewissen verordnen oder eine aufwendige Diagnostik machen sollte, ist die Frage an sich selbst: Würde ich das im gegebenen Fall mir auch selbst verordnen?

In der Medizin gibt es noch immer eine Menge hierarchischer Strukturen, nicht nur zwischen Ärzten und Patienten, sondern auch innerhalb der Heilberufe selbst. Die Grundhaltung der Gleichwertigkeit von Arzt und Patient und von Therapeuten untereinander setzt eine natürliche Hierarchie im Sinne funktionaler, nicht bewertender Hierarchien (Holarchien) voraus. Natürliche Hierarchien spiegeln keine willkürlichen Machtgefüge wider, sondern beschreiben ein holistisches Universum mit seinen unterschiedlichen Aspekten, Ebenen und Funktionen und ihr natürliches Verhältnis zueinander. Auf diese Weise ist eines im anderen auf natürliche Weise enthalten, so wie die Biosphäre das größere Gefäß ist, das die Erde enthält, und auf ihr die Menschengesellschaften und in ihnen ihre Gesetze und Regeln. Oder wie der Mensch durch seine Biologie auf natürliche Weise strukturiert ist und funktioniert; auf der materiellen Ebene besteht er aus Organen und Geweben, die Zellverbände enthalten, die aus Zellen und interzellulären Anteilen bestehen, die wiederum Moleküle enthalten, die aus Atomen bestehen, die sich aus subatomaren Teilchen zusammensetzen. Jedes kleinste Teilchen trägt zum großen Ganzen, zum immer Komplexeren, bei – ganz natürlich, in immer komplexeren Organisationsstrukturen –, ohne dass sich eine Konkurrenz- oder Machtfrage stellt.

Holarische Beziehung im medizinischen Alltag bedeutet nicht, keine Chefärzte, Chefärztinnen oder Universitätsprofessoren mehr zu haben. Vielmehr geht es darum, *wie* sie erscheinen und *wie* sie auftreten und in Beziehung treten. In einem nicht-hierarchischen Verständnis von Beziehung stehen die Funktionen und Befähigungen im Vordergrund – nicht die Frage nach dem Status. Es geht um wirkliche Teamfähigkeit, in der jedes noch so kleine Mitglied des Teams wichtig ist und geschätzt wird, da nur alle zusammen ein funktionsfähiges Ganzes ergeben – so wie ein Molekül auf alle Atome angewiesen ist, die es zusammenfügen, um ein Gebilde höherer Ordnung und Funktion zu bilden. Team bedeutet nicht gleichmachende Egalität, sondern das Team hat seine Untergliederungen und seine Mitglieder haben unterschiedliche Funktionen, Befähigungen und Verantwortlichkeiten. Nach holarchischem Verständnis müssen Entscheidungen keineswegs von allen oder mehrheitlich getroffen werden, sondern Entscheidungsträger sind diejenigen, die das, was entschieden wird, (mit-)verantworten, die die Folgen und Konsequenzen tragen und das notwendige Wissen für die anstehenden Entscheidungen mitbringen.

Im Team wirkt eine über den Einzelnen hinausgehende Intelligenz der Gruppe, die nur gedeiht, wenn sich alle Teammitglieder frei und geachtet fühlen können. In einer neueren Studie wurde gezeigt, dass sich die Gruppenintelligenz signifikant erhöht, wenn Frauen im Team sind. Sie zeichnen sich durch hohe Beziehungskompetenz aus und können das eher linear, kausal-analytische, männliche Denken durch Zusammenschau und Synthese nicht-linearer, komplexer Sachverhalte und durch Offenheit für unkonventionelle Betrachtungen und Strategien erweitern und so einen wesentlichen Beitrag für Problemlösungen leisten.[5]

Grundhaltung des Dienens

Die Verbundenheit als Grundprinzip des Lebens zu erkennen und anzuerkennen (▸ Kapitel 2), führt geradewegs zur Frage nach einer Haltung, die dem Ganzen dient. Die in der westlichen Zivilisation vorherrschende Entwicklung und Betonung der Individualität geht mit einer zunehmenden egozentrischen Selbstwahrnehmung einher. Nicht wir dienen der Umwelt, sondern die Umwelt soll vor allem dem eigenen Wohl und Selbstbild dienen. Aufgrund mangelnder Selbstreflexion wird kaum noch zwischen Stärke und Macht oder zwischen Persönlichkeit und Ego unterschieden. Auch nicht zwischen den eigenen und den gesellschaftlichen Interessen. Diese mangelnde Unterscheidungsfähigkeit führt bei vielen Menschen in den Heilberufen, besonders in verantwortlichen Positionen dazu, dass ihre Entscheidungen oft nicht nur „objektiv", „sachdienlich" und den Patienten, einem heilsamen Umfeld und dem Gesundheitssystem dienlich sind, sondern vor allem ihnen selbst dienen und ihre Positionen festigen.

Die dienende Grundhaltung ist derjenige Aspekt des Bewusstseins, das sich gerade herausbildet, der über Egozentrik und Eigennutz hinausführt. Das vorrangige Interesse liegt nicht mehr in Machterhalt und Selbstzweck von Einzelpersonen oder Lobbygruppen, sondern orientiert sich in erster Linie daran, wie der Lösung einer Fragestellung am besten gedient ist. In der Gesundheitspolitik ist es nutzlos und kontraproduktiv, Fronten aufzubauen, die allein ökonomisch oder parteiideologisch begründet sind. Reformen beinhalten konkrete Fragen, die am besten beantwortet werden können, wenn persönliche und ideologische Bedeutung, Selbstzweck und Machterhalt zur Seite treten, d.h., wenn man sich der wesentlichen Frage widmet, wem eine Lösung dienen soll und wozu sie gut ist. Und hier gilt es, vor allem auch diejenigen in die Klärung von Fragestellungen miteinzubeziehen, um die es eigentlich geht, zum Beispiel Patienten, Ärzte, Kassenvertreter. Grüne-Tisch-Entscheidungen, die ohne Bezug zur lebendigen Praxis und Erfahrung getroffen werden, dienen allenfalls einer theoretischen Idee, nicht jedoch den Betroffenen selbst.

Viel wird über die schlechten Systeme, Strukturen und Organisationen oder Organisationsformen geschimpft: über Kassenärztliche Vereinigungen, Krankenkassen, Berufskammern oder Patientenverbände. Am Anfang jeder Organisationsstruktur steht die Funktion, wofür sie gebraucht wird. So sind beispielsweise die Kassenärztlichen Vereinigungen entstanden, um den Einfluss der ärztlichen Berufsgruppen, die sich Anfang des vergangenen Jahrhunderts den mächtigen Krankenkassen unorganisiert und allein gegenübersahen, durch den Zusammenschluss zu Vereinigungen zu stärken. Krankenkassen sind entstanden, um eine Solidargemeinschaft Versicherter zu schaffen, die sich das Kostenrisiko von Krankheit teilten. Solange Organisationsstrukturen ihre Aufgaben und Funktionen erfüllen – dass also zum Beispiel die Kassenärztlichen Vereinigungen die Interessen der niedergelassenen Ärzte und die Krankenkassen die Interessen der Versicherten vertreten –, ist alles in bester Ordnung und zu aller Zufriedenheit. Probleme treten erst dann auf, wenn diese Strukturen zum reinen Selbstzweck werden, wenn sie mehr und mehr sich selbst und ihrem Selbsterhalt dienen als ihrer ursprünglichen Aufgabe und Funktion – nämlich den Menschen, für die sie geschaffen wurden, zu dienen. So geschieht es, dass Organisationsstrukturen, Verbände und Vereinigungen sich selbst zu (be-)dienen beginnen, ihre eigenen Arbeitsplätze sichern, sich finanziell mit staunenswertem Salär vergüten, dass Verbände ihre

Machtpositionen ausbauen und so Entscheidungen der Organisationen zu ihrem eigenen Besten gestalten – oder auch bei unpopulären Entscheidungen notwendige Dinge unterlassen, um sich selbst nicht unbeliebt zu machen und zu gefährden.

Die besten Visionen, die besten Lösungsideen kommen nicht zum Tragen, solange Eigeninteressen und Machtkalkül sie verhindern.

Organisationsstrukturen sind so gut oder so schlecht wie ihre Vertreter. Haben sich bestimmte Strukturen überlebt und erscheint es sinnvoll, sie abzuschaffen, braucht das Führungspersonal Mut, Unabhängigkeit und Beherztheit, um den Abbau der obsoleten Strukturen einzuleiten. Der Maßstab für die Umstrukturierung sollte dabei das sein, was der Funktion und damit dem Gemeinwohl dient.

Die Menschen einer Gesellschaft, die sich der dienenden Grundhaltung verpflichtet fühlt, werden lernen, über sich selbst und ihren Selbstbezug hinauszugehen. Eine solche Gesellschaft wird in der Lage sein, ihre Mitglieder zu unterstützen, vor allem dann, wenn sie in der Lage ist, Eigeninteressen für ein gemeinsames, größeres Ziel und für das Gemeinwohl hintan zu stellen. Mit dem Ende des Um-sich-selbst-Kreisens egozentrischer Individualisten geht auch das Ende des Selbstzwecks und Selbsterhalts von Organisationen und Strukturen einher. Das betrifft die gesamte Gesellschaft – und im Gesundheitssystem die Gesundheitsbehörden, die Kammern, die Krankenkassen, die Berufsverbände, die Patientenorganisationen, die Pharma- und Medizinindustrie und die Politik.

Die Kontext-Grundhaltung

Ärzte betrachten die Krankheit ihrer Patienten von einer Außenperspektive und greifen auf ihr medizinisches Fachwissen zurück. Der Patient ist dagegen der Experte für den Kontext seiner Erkrankung. Er selbst weiß am besten über seine gegenwärtige Lebenssituation Bescheid, die unter Umständen krankheitsrelevant ist sowie über die Stationen und Umstände der Krankheitsentwicklung.

Die eingeschränkte Sichtweise der Medizin führt sie zu der Annahme, Krankheiten entwickelten sich ausschließlich auf dem Boden biophysikalischer Störungen wie Gendefekte, Mikroorganismen, Toxine, Strahlen und anderes mehr. Diese organischen Mechanismen spielen selbstverständlich eine Rolle, sie brauchen jedoch in vielen Fällen auch einen günstigen Nährboden, auf dem sie gedeihen können. Die einfache Beobachtung, dass manche Menschen im Kontakt mit Grippeviren krank werden, andere jedoch nicht, wirft ein deutliches Licht darauf, dass es nicht nur auf die Anwesenheit entsprechender Viren ankommt.

So konnte beispielsweise die Psychoneuroimmunologie zeigen, dass Grippeviren an die Noradrenalin-Rezeptoren der Zelloberflächen andocken. Gleichfalls hat die Forschung gezeigt, dass zufriedene und glückliche Menschen vermehrt Noradrenalin ausschütten. Ist der Mensch also glücklich, sind die Zelloberflächen bereits mit Noradrenalin besetzt, und die Grippeviren haben keine Chance, noch freie Rezeptoren zu finden. Sie können nicht in die Zellen eindringen und sich vermehren. Genau dies entspricht der täglichen Erfahrung, dass Menschen über bessere Abwehrkräfte verfügen und resistent gegenüber Krankheiten sind, wenn sie sich in einer guten psychischen Verfassung befinden.

Verfolgt man die Entwicklung von Krankheiten zurück, kann man bei erstaunlich vielen Patienten um die Zeit der Krankheitsentstehung herum schwierige Lebenssituationen feststellen: Todesfälle von geliebten Angehörigen, Scheidungen, zerrüttete Partnerbeziehungen, Probleme mit den Kindern, andauernde finanzielle, berufliche oder soziale Probleme, psychophysische Überlastung, Depressionen oder Ängste. Solche Lebensumstände scheinen die Empfänglichkeit für psychische wie auch für physische Krankheiten in hohem Maß zu steigern. Solche Ereignisse sind nicht selten Wegbereiter, die den Boden für den Angriff von Mikroorganismen oder Toxinen bereiten. Im Falle von Krebserkrankungen können sie beispielsweise das Gleichgewicht zwischen Zellteilung und Apoptose verändern.

Ärzte und Therapeuten brauchen die Patienten, um ihre Lebensgeschichte und ihre gegenwärtige Situation kennen- und verstehen zu lernen, um gegebenenfalls Anhaltspunkte für die tieferen Ursachen der Krankheit und deren Unterhaltung zu finden und sie, wenn möglich, mithilfe des Patienten auflösen und korrigieren zu können. Jeder kranke Mensch ist der Experte für sich selbst, für sein eigenes Leben. Er selbst hat, anders als der Arzt mit seinem medizinischen Wissen, oft ein untrügliches „Gefühl", eine Art inneres Wissen über die persönlichen Zusammenhänge seiner Krankheit.

Eine meiner ersten Fragen an Patienten lautet: „Was meinen Sie selbst, womit Ihre Krankheit zusammenhängt?" Sehr oft kommen klare Antworten und Bilder, die die Krankheit besser verstehen lassen, sofern sich Ärzte und Therapeuten für diese Fragestellung öffnen. Tun sie das nicht, entgehen ihnen nicht nur entscheidende Informationen zum Verständnis der Erkrankung, sondern letztlich auch zu einer sinnvollen und grundlegenden Behandlung, die sich eben nicht nur an den „harten" organischen Fakten orientieren darf.

Fehlt dieses Hinhören, diese Fragestellung nach den Faktoren, die die Krankheit mitverursachen, kann es zu Situationen wie der folgenden kommen: Bei einer Frau Ende dreißig wird eine Hashimoto-Thyreoiditis diagnostiziert. Ein Jahr später konsultiert sie ihren Hausarzt mit multiplen Symptomen wie Hitze, Durchfälle, innere Unruhe und Tachykardien. Sie wird als Notfall ins Krankenhaus eingewiesen, jedoch schnell wieder entlassen. Der Hausarzt hält die Beschwerden für Symptome einer Schilddrüsenüberfunktion. Laborchemisch ist die Patientin jedoch hypothyreot. Sie selbst hat schon lange eine andere Einschätzung ihrer Krankheit. Sie erzählt ihrem Arzt immer wieder, dass sie es zu Hause nicht mehr aushalte. Ihr Mann habe sie drei Jahre zuvor zu einer Abtreibung gezwungen. Seitdem hätten sie ständig Streit. Ihr Mann werte sie ab und werde auch gewalttätig. Sie fühle sich zunehmend in einer ausweglosen Lage, könne ihr eigenes Leben nicht mehr leben und habe ständig das Gefühl, explodieren zu müssen. Hört man die Schilderung der Frau, braucht man eigentlich keine große Fantasie mehr, um die Symptome von Hitze, Unruhe, Diarrhö und Tachykardien auch ohne organische Ursache verstehen zu können. Die Patientin hat sich von allen bisher behandelnden Ärzten in ihrer Lebens- und Krankheitssituation nicht gesehen und nicht verstanden gefühlt. Selbst die Diagnose der Hashimoto-Thyreoiditis ist für sie, retrospektiv gesehen, Ausdruck ihrer ausweglosen Lebenssituation gewesen. Die Schilddrüse war genauso „ausgebrannt", wie sie sich selbst fühlte.

Ich habe viele Frauen mit einer Hashimoto-Erkrankung oder mit Schilddrüsenknoten kennengelernt, die unter vergleichbaren Lebenssituationen litten. In alten Medizintraditionen korreliert die Schilddrüse mit der weiblichen oralen Leitzone[6], die in krankhafte Reaktionen kommen kann, wenn sich der betroffene Mensch nicht ausreichend ausdrücken und vor allem das eigene Leben nicht ohne Druck und Einschränkung authentisch leben kann. Eine flüchtige und reversible Variante dieses Phänomens ist das Globusgefühl, eine bekannte psychosomatische Reaktionsform, die häufig bei zurückgehaltenem Ärger oder Frustration auftritt. In der Traditionellen Chinesischen Medizin, deren Lehre auf einer energetischen, nicht organisch-materielle Betrachtung von Krankheit und Gesundheit gründet, spricht man beim Globusgefühl von einer Qi-Stagnation – einer energetischen Blockade. Qi beschreibt allgemein die subjektive Erfahrung des Spürens und Fühlens. Werden Gefühle nicht ausreichend ausgedrückt und gelebt, kommt es in der Folge zu innerer Spannung, in diesem Fall zu einem Globusgefühl. Solange es sich um eine Befindlichkeitsstörung handelt, ist diese Störung in der Regel reversibel. Bei anhaltender Spannung, etwas bei andauernder Depression oder Frustration in schwierigen Lebenssituationen, die sich gegen einen selbst richten, kann sich das zunächst reversible Gefühl des Globus zu einer organisch fixierten Reaktion verdichten und zur Bildung einer Struma oder von Schilddrüsenknoten führen.

Die Frage nach dem Kontext von Krankheiten ist ein weites Feld wissenschaftlicher Forschung. Unser heutiges, atomistisch orientiertes medizinisches Wissen könnte sich ungemein durch die Kenntnis und Erfahrung anderer Medizinkulturen erweitern und davon profitieren, beispielsweise durch die Kenntnis und Vertiefung eines energetischen Verständnisses. Dadurch bietet sich die Gelegenheit, zu neuen Fragestellungen und Bewertungen zu kommen. Im alten tradierten Wissen der Medizinkulturen weltweit gibt es kaum Krankheiten, die nicht eine enge Verzahnung von Psyche und Soma aufweisen.

Eine weitere Frage, die ich meinen Patienten regelmäßig stelle, richtet sich an die Kompetenz: „Was meinen Sie, was Ihnen helfen würde?“ Bemerkenswert bei den Antworten ist, dass Patienten sehr oft eine ganz andere Einschätzung davon haben, was ihnen helfen könnte, als ihre Ärzte und Therapeuten. Selbstverständlich ist es fast allen Patienten ein Anliegen, optimale ärztlich-medizinische Hilfe zu bekommen, eine optimale Diagnostik und eine adäquate Therapie nach dem neuesten und besten medizinischen Standard. Andererseits suchen Patienten zur Krankheitsbewältigung auch noch ganz anders geartete Unterstützung. Sie suchen zum Beispiel Hilfe, um ihre Krankheit besser verstehen zu können, Hilfe im Umgang mit der Krankheit, Hilfe, um aus ihrer Krankheit für die Zukunft wichtige Schlüsse zu ziehen, Hilfe und Beratung bei der Veränderung von Lebensumständen und vieles andere mehr.

So wie die Krankheit auf dem Boden der Lebensgeschichte entsteht und in sie eingebettet ist, so umfassend wird das Verlangen von immer mehr Patienten nach einer vielschichtigen und nicht nur rein medizinischen Behandlung ihrer Erkrankung und Lösung der mit ihr verbundenen Fragestellungen. Deshalb ist es notwendig, dass Ärzte und Therapeuten darin geschult werden, ihre Patienten auch auf diese Weise begleiten zu können. Dies mündet in einer alle Aspekte für den Heilungsprozess integrierenden Krankheitsbehandlung und ist gleichzeitig die Grundlage für Prävention, die Königsklasse der Medizin.

Grundhaltung Mitgefühl und Liebe

Mitgefühl und eine liebende Haltung sind die heilsame Grundlage jeder Arzt-Patienten-Beziehung. Mitfühlend sein bedeutet, mit dem Patienten zu schwingen, sich auf ihn einstellen zu können und ihn als Menschen ganz und gar anzunehmen. Empathie dagegen, die im therapeutischen Kontext meist hervorgehoben wird, bleibt hinter dem eindeutigen Ja zu dem Menschen, mit dem wir fühlen, auch hinter dem Ja zu seiner aktuellen Situation zurück. Empathie heißt, ich versteh dich professionell, aber als Mensch halte ich mich heraus. Mitgefühl ist eine Form der Liebe. Das Wort „Liebe" scheint die Medizin zu scheuen, weil sie Liebe für zu diffus und unwissenschaftlich hält. Dabei ist Liebe die Essenz von Gesundheit und Heilung überhaupt. In verschiedenen Studien wurde längst nachgewiesen, welch positiven Einfluss eine liebevolle Umgebung, vor allem ein liebevolles Elternhaus in der Kindheit, auf Erkrankungen der Herzkranzgefäße oder auf Tumorkrankheiten und deren Morbidität hat.[7]

Mitgefühl und Liebe sind keine Handlungen, sondern eine Grundhaltung. Oberflächliche Empathie, die sich nur auf eine geschulte, empathische Wortwahl und ein vordergründiges empathisches Verhalten beschränkt, bleibt ohne wirklichen Bezug zum Patienten und damit hohl und unaufrichtig. Echtes Mitgefühl ist ein lebendiges, aufrichtiges Gefühl, kein Gedanke. Es wurzelt in der Grundannahme und Erfahrung, dass der andere mir selbst ähnlich ist – vielleicht momentan nur in einer anderen Situation. Auch der Arzt ist ein potenzieller Patient. Es ist hilfreich, sich diese Möglichkeit in jeder Arzt-Patienten-Begegnung bewusst zu machen. Umgekehrt existiert auch im Patienten immer ein „innerer Arzt" – und das nicht nur in Form eines inneren Wissens über das, was für ihn selbst heilsam ist, sondern auch als Ausdruck seiner gesammelten Selbstheilungskräfte, die jeder in sich trägt und an die es anzuschließen gilt. Was Ärzte und Therapeuten im Wesentlichen tun, ist eigentlich nichts anderes, als die Selbstheilungskräfte eines kranken Menschen zu aktivieren und zu unterstützen.

Diese verbindende Ähnlichkeit zwischen Arzt und Patient, von Mensch zu Mensch, hat Alfred Längle, ein Mitarbeiter Viktor Frankls, als existenzielle Ähnlichkeit folgendermaßen formuliert: „So wie du jetzt um den Sinn deines Lebens ringst, werde auch ich einmal als Kranker um den Sinn meines Lebens ringen. Nichts unterscheidet uns voneinander, außer der zeitliche Abstand […].“[8] So kommen unweigerlich Augenblicke, in denen wir die Seiten wechseln. Es hilft, sich dessen bewusst zu sein. Wenn man als Mensch, der in einem Heilberuf tätig ist, selbst krank, selbst Hilfesuchender ist, selbst um Sinn ringt, dann wird einem sehr schnell deutlich, wie wichtig eine heilsame Haltung aufseiten des Arztes oder Therapeuten ist. Ein kranker Mensch verlangt nach respektvoller und liebevoller Zuwendung. Er möchte ernst genommen werden. Er braucht das Mitgefühl und die liebende Grundhaltung des Arztes, die ihm zu verstehen geben: Wer immer du bist und was immer du mitbringst, du bist mir willkommen. Diese Haltung von Wohlwollen und Aufrichtigkeit ist der vertrauensvolle Nährboden für jeden gelingenden Heilungsprozess.

Mitgefühl und Liebe sind demnach nicht etwa eine wissenschaftliche Methode, sondern ein entscheidendes Merkmal der positiven, zugewandten Grundhaltung des Arztes. Insofern ist Mitgefühl nicht Mittel zum Zweck, sondern selbst das Ziel.[9] Mitgefühl begründet ein besonderes Maß an Kooperation, ein heilsames Zusammenwirken miteinander. Kooperation ist ein Grundprinzip des Lebens, das sich bereits auf der Zellebene als biologischer Grundzustand zeigt.[10] In gleicher Weise gehören auch Mitgefühl und Liebe zur Grundstruktur des Lebens. Fehlende Kooperation, Darwins Prinzip des Überlebens der Stärksten, und Mangel an Liebe wenden sich zerstörerisch gegen das Leben.

Mitgefühl und eine liebende Haltung sind keine Frage der Zeit und der Gelegenheit. Es wäre falsch zu meinen, man hätte nicht genug Zeit, auf jeden einzelnen Patienten mitfühlend einzugehen. Natürliches und aufrichtiges Mitgefühl hat die Kraft innerer Ausstrahlung, die unmittelbar zu spüren ist – im Bruchteil von Sekunden.

Ohne Worte, nur durch die innere Haltung, durch die Art wie jemand *ist* und in Erscheinung tritt. Das erreicht die schutzbedürftige Seele des Kranken unmittelbar, egal ob die Begegnung eine Minute oder eine Stunde dauert.

Tiefes Mitgefühl entsteht, wenn man in der Lage ist, sich ganz in einen anderen Menschen hineinzuversetzen. Wenn man sich als Arzt in die Fußstapfen des Patienten begeben kann. Das könnte damit beginnen zu üben, in das innere Bild „Ich bin mein erster Patient“ zu gehen: „Wenn jeder Mensch eines Heilberufs sein erster Patient wäre, dann würden wir erfahren und wissen, was es heißt krank zu sein, dann hätten wir ein Gefühl für Leiden, Schmerz, Ohnmacht, Verzweiflung oder Ungeduld. Dann wüssten wir, die wir gesund sind, was wir tatsächlich von unseren Patienten verlangen. Und obendrein – es bestünde die wirkliche Chance, dass wir selbst heilen, bevor wir uns daran machen, andere zu heilen.“[11]

Grundhaltung der Würde

Wie krank jemand auch immer sein mag, seine Würde ist und bleibt essenzieller Bestandteil seines Menschseins und der Arzt-Patienten-Beziehung. Auf gleicher Augenhöhe miteinander umzugehen, ist Ausdruck von Würde. Den jeweils anderen unabhängig von seinen Ansichten oder seiner Andersartigkeit wertzuschätzen, gehört zur Würde. Die Würde zu wahren, beginnt beispielsweise bereits damit, niemanden nur als anonymen Fall zu betrachten. Jemanden mit seinem Namen anzusprechen, ihn zu begrüßen und in Blickkontakt mit ihm zu treten, gibt ihm bereits ein Stück Würde. Diese kleinen, banal anmutenden Verhaltensweisen werden immer noch jeden Tag in vielen Praxen, Krankenhäusern und Gesundheitseinrichtungen ignoriert und nicht beachtet.

Ich erinnere mich noch gut an eine Situation während meines Studiums. Wir waren eine Gruppe männlicher Studenten und sahen bei der vaginalen Untersuchung von Patientinnen zu und durften gelegentlich auch einmal „hineinlangen“. Wie viel Scham mussten diese Frauen empfunden haben? Ausdruck einer die Würde bewahrenden Begegnung ist es dagegen, einem kranken Menschen bei der körperlichen Untersuchung eine schützende Decke zu geben, einen Paravent hinzustellen oder einem Vorhang zuzuziehen, um Nacktheit und Intimität zu schützen. Das ist mehr als nur eine menschliche Geste. Diese Geschichte ähnelt der von weiter oben geschilderten Frau mit dem akuten Abdomen, die den Studenten im Hörsaal vorgeführt wurde (► S. 111). Solche Geschichten sind drastisch, aber nicht einmal selten. Was hier geschieht, ist der Missbrauch menschlicher Wesen – degradiert zum reinen Objekt und benutzt, ohne dass man sie je um Einwilligung gebeten hätte. Wie kann dieses Verhalten heilsam sein?

Die Würde des anderen zu wahren, ist nicht nur eine notwendige Haltung wachen Patienten gegenüber, sondern Grundlage aller nur denkbaren Arzt-Patienten-Begegnungen, also auch einem bewusstlosen, komatösen Patienten gegenüber. Gerade der durch eine Extremsituation ungeschützte Patient ist auf das Wahren seiner Würde besonders angewiesen. Das gehört auch in die Intensivstationen, in die Operationssäle oder in psychiatrische Einrichtungen. Gerade angesichts der Hilflosigkeit einer Krankheit gegenüber ist die Grundhaltung Würde wichtig – der aufseiten der Patienten wie aufseiten der Menschen, die es sich zur Aufgabe gemacht haben, sie bei ihren Erkrankungen zu begleiten und sie zu behandeln. Und es muss auch möglich sein, in Würde sterben zu dürfen, nicht um jeden Preis das Leben zu verlängern, wenn der oder die Sterbende schon bereit sind zu gehen oder sich bereits schon in der Sterbephase befinden.

Grundhaltung der Offenheit

Offenheit ist eine Geisteshaltung, in der alles, was ist, einen Platz hat. Nichts wird von vornherein ausgegrenzt. Offenheit ist weniger für das Gewohnte nötig, denn das ist bereits bekannt, akzeptiert oder abgelehnt, und hat einen Platz im Leben, im Denken, in den Werten und in den Konzepten. Offenheit gibt Raum für das Neue, Ungewohnte, Unbekannte und Fremde. Jeder Patient, dem man begegnet, ist in dieser Weise Neuland. Jeder Patient ist einmalig und unverwechselbar. In der Haltung der Offenheit findet der Patient einen unvoreingenommenen Platz in unserer Wahrnehmung, sodass es möglich ist, ihn kennenzulernen, zu erforschen, sich mit seinen Eigenheiten, Fragestellungen und Überzeugungen vertraut zu machen.

Offenheit impliziert Interesse und Neugier. Ist man beispielsweise durch Krankenakten vorinformiert, dann schränkt diese Information bereits die Offenheit gegenüber einem Patienten ein. Durch solche Vorinformationen übernimmt man meist unbewusst die Einschätzungen und Beurteilungen der Verfasser solcher Akten und kann sich nur noch schwer ein unbeeinflusstes, eigenes Urteil bilden. Es ist kaum noch möglich, einem Patienten nach der Lektüre der Krankenakte unvoreingenommen zu begegnen. Offenheit ist eine Facette von Unvoreingenommenheit.

Eine heilsame Begegnung ist durch eine grundsätzliche Offenheit von Ärzten und Therapeuten gegenüber ihren Patienten gekennzeichnet. Offenheit für die Person, ihre Geschichte, deren eigene Einschätzung der Krankheit, für die subjektiven und objektiven Symptome und Zeichen, für die Einstellung der Patienten zur Medizin überhaupt, für die Bedeutung, die sie der Krankheit zuweisen, und vieles andere mehr. Offenheit bedeutet auch, dem, was einem fremd vorkommt, mit dem man selbst nicht übereinstimmt, einen Platz zu geben – ohne zu bewerten. Um offen zu sein, ist es essenziell wichtig, die eigenen Bewertungsmaßstäbe für den Moment zurückzunehmen und sich zu öffnen für die Wertvorstellungen und Bewertungen der Patienten. Auch das eigene, gelernte medizinische Wissen und die damit verbundenen Diagnose- und Therapiekonzepte für eine Weile zurückzustellen, gehört zur offenen Haltung. Denn je mehr der Arzt während der Begegnung mit einem Patienten mit seinen eigenen Überzeugungen und Konzepten beschäftigt ist, desto weniger kann er den anderen wahrnehmen, wie er ist und was er braucht. Das, was nicht dem eigenen Konzept und der eigenen

Überzeugung entspricht, wird sehr schnell als unwahr und irrelevant herausgefiltert. Dabei stellt sich jedoch die Frage, wie viel Wahrheit und Wirklichkeit ein Konzept überhaupt widerspiegeln kann. Geht es in der Arzt-Patienten-Beziehung nicht in erster Linie um den Heilungsprozess des Patienten und damit auch um *seine* Wahrheit und Wirklichkeit und nicht um die des Arztes? Wie viel Wahrheit liegen in Sinn und Bedeutung, die der Patient der Krankheit zuschreibt? Wo sind die Grenzen gezogen zwischen der „objektiven Wahrheit" und der subjektiven Wahrheit der Patienten und der des Arztes und wie sicher sind diese Grenzen?

Einzig wichtig für die Krankenbehandlung ist das, was der Patient zur Bewältigung der Krankheit braucht, was ihm hilft. Und wenn er eine subjektive Deutung für stimmig erachtet und die Krankheit so auf eine neue Ebene heben kann, in der sie ihm sinnvoll erscheint und ihm einen Schlüssel für den Heilungsprozess bietet, dann ist diese Deutung essenziell und heilsam und verdient die vorbehaltlose Unterstützung des Arztes.

Grundhaltung „Es ist mehr möglich, als wir denken"

Die Hoffnung, wieder gesund zu werden und die Überzeugung, dass alles Menschenmögliche dafür getan wird, ist ein wesentlicher Parameter für jeden Heilungsprozess. Also nicht etwa nur für die bessere Befindlichkeit der Patienten, ihre verbesserte Stimmung und Lebensqualität. Die gesundheitsorientierten Haltungen und Überzeugungen haben eine direkte Auswirkung auf die körperlichen Prozesse und Reaktionen. Positive wie auch negative Überzeugungen und Einstellungen wirken sich auch auf die organischen Steuerungsprozesse aus, was quantenphysikalisch erklärbar ist und sich auch in neurobiologischen und psychoneuroimmunologischen Mechanismen und Prozessen nachweisen lässt. Das hat die Placeboforschung überzeugend nachgewiesen und dargestellt (▸ S. 46 f., S. 49 ff.). Die innere Überzeugung, wieder gesund zu werden, trägt zur Realisation von Gesundheit bei. Das ist nicht im Sinne von „positiv Denken" zu verstehen. Ebensowenig ist das Universum ein beliebiger Selbstbedienungsladen. Es nutzt in der Regel wenig, sich nur gesund zu denken oder zu wünschen. Was wirkt, ist nicht der Wunsch, wieder gesund zu werden – so wie es nicht ausreicht, sich einfach nur zu wünschen, schwimmen zu können. Es ist notwendig zu üben, und das bedeutet für die Frage nach dem Gesundwerden: Der Wunsch und der Wille, gesund zu werden, und die Überzeugung, dass es auch geschehen kann, müssen mental und emotional tief verwurzelt sein. Es scheint, dass sich erst dann die Voraussetzungen für das Gelingen der Heilungsprozesse verbessern. Es gibt dafür jedoch keine Garantie. So begegnet man immer wieder Menschen, die fest von ihrer Heilung überzeugt waren, ohne gesund zu werden, wie auch vielen anderen, die schwere und, statistisch gesehen, tödlich verlaufende Krankheiten überwunden haben, ohne selbst je einen Beitrag dazu geleistet zu haben.[12]

Eine gesundheitsorientierte Haltung fördert unbestritten die Heilungsprozesse. Das gilt für beide Seiten, für die Patienten wie für die Ärzte. Werden die Heilungschancen negativ beurteilt, verstärken sich eher die krankheitsfördernden Tendenzen. Selbstaufgabe und der Verlust der Hoffnung können über hirnorganische Mechanismen den physiologischen Reparaturmöglichkeiten und der Immunabwehr den Boden entziehen. So wie im Beispiel weiter oben in einer schlechten psychischen Verfassung die Noradrenalin-Rezeptoren unbesetzt bleiben und die Zellen dadurch den Grippeviren ausgesetzt sind.

Heilungsprozesse gehören zu den tagtäglichen, völlig normalen Vorgängen im Organismus. Dass Heilung im Körper geschieht, ist das Normale. Offensichtlich ist das bei der Wundheilung, die ohne ärztlich-medizinisches Zutun von allein geschieht. Auch die Heilung einer Knochenfraktur geschieht auf der physiologischen Ebene ganz von allein. Die ärztliche Kunst besteht eher in der „groben" Reposition und im Schienen der Knochenfragmente. Die meisten der ständig ablaufenden Reparaturvorgänge bleiben von außen unsichtbar. Tagtäglich fallen in jedem gesunden Menschen Millionen krankhafte, maligne Zellen an, die durch das intakte Immunsystem erkannt und eliminiert werden. Heilungsprozesse gehören zu den natürlichen Prozessen der menschlichen Biologie und bedürfen zunächst einmal keiner ärztlich-medizinischen Intervention. Diese kommt erst ins Spiel, wenn es zu einer Schieflage zwischen den Abläufen von Reparatur und Wiederherstellung sowie bei der Elimination von krankhaften Prozessen kommt. Solche Fehlentwicklungen kommen zustande, wenn der Organismus geschwächt ist, zum Beispiel durch fehlende Ressourcen bei schlechter Ernährung oder Mangelernährung, durch Erschöpfung infolge andauernder physischer und psychischer Belastung, durch extreme Lebensbedingungen, anhaltende Stressbelastungen oder auch psychische Belastungen. Eine geschwächte psychophysische Verfassung entkräftet auf Dauer den Organismus und macht ihn anfällig für exogene und endogene Noxen, die die natürlichen Abwehr- und Reparaturmechanismen überfordern und außer Kraft setzen.

Grundsätzlich ist anzunehmen, dass der Organismus aus sich selbst heraus jede Krankheit heilen kann. Bei Schnittwunden und Knochenbrüchen ist das offensichtlich. Bei Krebserkrankungen in den meisten Fällen nicht. Und dennoch gibt es auch bei Karzinomen ungewöhnliche Heilungsverläufe. Auf etwa 60 000 bis 100 000 Malignome rechnet man mit einer Spontanheilung, wobei die Dunkelziffer mit Sicherheit deutlich höher liegt. Bestimmte Krebsarten haben eine hohe Rate an Spontanheilungen wie beispielsweise maligne Melanome (1 bis 15 Prozent), maligne Lymphome (5 bis 23 Prozent), Neuroblastome bei Kindern (über 80 Prozent) oder Nierenzellkarzinome (0,3 bis 7 Prozent).[13] Selbst unter Krebsarten mit bekannt schlechter Prognose lassen sich über Jahre ungewöhnlich lange Verläufe beobachten. Die Erforschung der Spontanheilungen und ungewöhnlich blander Krankheitsverläufe wäre ein spannendes Feld, um mehr von der Natur über Heilungsprozesse lernen und Krebs besser verstehen und behandeln zu können.

Viele Ärzte haben aufgrund ihres auf Organmedizin ausgerichteten Studiums und des damit einhergehenden pathologischen und statistikorientierten Blickwinkels der konventionellen Medizin verlernt, mehr für möglich zu halten, als die Statistiken aussagen. Bescheinigt die Krankheitslehre einer bestimmten Erkrankung nach statistischen Parametern eine schlechte Prognose, neigen Ärzte und Therapeuten dazu, diese schlechten Nachrichten auf die Patienten zu übertragen. Bei genauer Betrachtung sind es jedoch lediglich statistische Mittelwerte, die auf ein Individuum in seiner speziellen und einzigartigen Situation angewendet werden. Bekommt jemand eine Erkrankung mit einer statistischen Fünf-Jahres-Überlebensrate von fünf Prozent, dann nistet sich in den Köpfen ein, dass fast alle – hier 95 Prozent – innerhalb von fünf Jahren an dieser Krankheit sterben werden. Das gleicht einem Todesurteil. Im Umkehrschluss bedeutet jedoch die Fünf-Jahres-Überlebensrate, dass immerhin fünf Prozent der erkrankten Menschen länger als fünf Jahre zu leben haben – und einige von ihnen unter Umständen sogar gesund werden. Letztere fallen im Sinne von ungewöhnlichen Krankheitsverläufen oder von Spontanheilungen aus der schlechten Prognose der Statistik und aus der Bewertung für den individuellen Patienten heraus.

Auch in dieser Hinsicht ist es notwendig, die Erkenntnisse der Psychoneuroimmunologie, der Neurobiologie, der Quantenphysik und der Feldtheorien ernst zu nehmen. Und es gibt nach derzeitigem Wissensstand keinen vernünftigen Anlass, das nicht zu tun. Was wird Patienten angetan, die stets nur mit negativen Daten und schlechten Prognosen konfrontiert werden, die unkritisch und unhinterfragt vom statistischen Mittel auf einen individuellen Menschen übertragen werden? Solche negativen Informationen nisten sich in der Seele des Menschen ein, gelangen als Angstinformation über die Psyche ins Gehirn und zu den Abwehrsystemen des Organismus und wirken sich unterminierend auf den Heilungsverlauf aus.

Kein Mensch – kein Arzt und kein Therapeut – kann jeden Patienten heilen. Das steht nicht in unserer Macht. Es ist jedoch möglich, den jeweiligen Heilungsprozess des Menschen nach Kräften zu unterstützen. Umso wichtiger erscheint es mir, das Feld der Heilung mit geeigneten Optionen zu bestellen, mit heilsamen Überzeugungen zu arbeiten, die es vor allem im Arzt selbst zu entwickeln gilt und die sich von dort auf subtile Weise auf die Patienten übertragen.

Nach Katharina von Siena können wir jede Krankheit heilen, aber nicht jeden Menschen. Ich halte es für eine ärztliche Aufgabe und auch für eine große Chance, in diesem Punkt nach Kräften an uns selbst zu arbeiten und die krank machenden, negativen Überzeugungen, die wir als Ärzte im Studium gelernt und verinnerlicht haben und die tief im Unbewussten festsitzen, zu erkennen und allmählich zu lösen. Damit wir stattdessen den Patienten mit heilungsorientierten Überzeugungen gegenübertreten können. Und das, ohne eine überzogene Haltung der Hybris. Denn letztlich ist es nicht das Verdienst des Arztes, wenn jemand gesund oder geheilt wird. Jeder Heilungsprozess geht auf die im Menschen selbst innewohnende Fähigkeit zur Selbstheilung zurück. Die ärztliche Aufgabe ist es, das zu unterstützen. Deshalb ist es richtig, auch jede noch so aussichtslos erscheinende Krankheit zu behandeln, den Menschen Mut zu machen, sie in ihren existenziellen Fragestellungen zu begleiten. Ob sie letztlich gesund werden oder nicht, liegt nicht in ärztlicher Hand. Und dennoch, selbst wenn ein Patient stirbt, kann es für ihn ein segensreicher Weg in Fragen der Existenz, der Sinnstiftung und Spiritualität gewesen sein.

Bei allem medizinischen Wissen, das Ärzte und Therapeuten gelernt haben, das Reich des Nichtwissens ist um Dimensionen größer. Diese Erkenntnis hilft bereits dabei, nicht nur auf statistische Prognosen aus zu sein, nicht jede Statistik für die letztgültige Wirklichkeit zu halten.

Bei immer tieferem Erkennen wird es möglich, sich mehr und mehr auf die innere Grundhaltung „Es ist mehr möglich, als wir denken“ einzulassen. In der Haltung eines offenen Geistes beginnt man dann ab einem bestimmten Punkt, sich von den Gedanken an eine zwingend pathologische Entwicklung, an die unzweifelhafte Gültigkeit von Statistiken oder an negative Prognosen zu lösen und mit den Patienten einen offenen Raum aller Möglichkeiten zu betreten. Niemand kann Heilung „machen". Unsere Haltung jedoch kann Heilung einladen. *Und* bei aller Kompetenz, bei allem medizinischen Möglichkeiten und Fähigkeiten – es liegt nicht in unserer Hand.

Grundhaltung der achtsamen Wahrnehmung (rezeptive Haltung)

Im Durchschnitt unterbrechen Ärzte ihre Patienten nach 11 bis 24 Sekunden zum ersten Mal. Die Zeit in der Sprechstunde ist knapp und vielen erscheint der Luxus zu groß, länger zuzuhören.

Schon im Medizinstudium wird eine bestimmte Art der Anamnese gelehrt und gelernt. Ärzte reagieren auf Stichworte. Jedes Symptom ist ein Stichwort. Es eröffnet eine Palette differenzialdiagnostischer Möglichkeiten, die entweder ausgeschlossen oder bestätigt werden. Am Ende soll im Idealfall eine einzige, valide Diagnose stehen. Und ebenfalls dem Ideal entsprechend, sollte diese Diagnose zu klaren, eindeutigen therapeutischen Handlungsanweisungen führen – wie es etwa mit den therapeutischen Leitlinien versucht wird (► S. 9 ff.). Das ist in wenigen Worten der Grund dafür, weshalb Ärzte ihre Patienten so früh unterbrechen: Sie versuchen einfach nur, dem gelernten, diagnostischen roten Faden zu folgen mit dem Ziel einer eindeutigen Diagnose. Alles, was dabei am Wegesrand liegt, was überflüssig erscheint, keiner Beachtung wert, weil man einer unbestimmten Fährte folgt, bleibt außen vor.

Vor Kurzem hatte ich Gelegenheit, die Anamnese eines Stationsarztes im Krankenhaus zu beobachten, die ein typisches Beispiel für das beschriebene Anamneseverständnis ist. Die Patientin versuchte, den Hergang und ihre Symptome genau zu schildern und zu beschreiben; der Arzt jedoch hörte überhaupt nicht zu, weil er bereits nach den ersten Worten eine feste Vorstellung von ihrer Krankheit im Kopf hatte und nur die Fragen und Betrachtungsweisen zuließ, die seine Vermutung stützten. Dieses Verhalten war eine Kränkung für die Patientin, denn sie wurde weder wahr- noch ernst genommen, da sich der Arzt schon auf eine bestimmte Diagnose festgelegt hatte, die er um jeden Preis bestätigt haben wollte. Diese eindimensionale Haltung ist ein eklatanter Mangel an Offenheit, der dazu führt, dass die Ärzte mit differenzialdiagnostischen Scheuklappen durchs Berufsleben eilen.

Ein rein technisch geführtes Anamnesegespräch basiert auf der mechanistischen Vorstellung, dass Krankheit losgelöst vom kranken Menschen existiert und man die Krankheit ausschließlich objekthaft („objektiv") behandeln kann. So gesehen wären Ärzte durchaus bald von Diagnosecomputern ersetzbar. Jede Krankheit ist Ausdruck einer Störung im Menschen, deren Zusammenhänge überaus komplex sind. Bei körperlichen Krankheiten sind die Krankheitssymptome oft nur die Spitze des Eisbergs. Darunter verbergen sich vielschichtige Verbindungen und Wechselwirkungen zwischen Psyche und Körper. Diese Wechselwirkungen sind in der Regel Ausdruck der Lebensbedingungen, die entweder momentan herrschen oder die in der vergangenen Lebensgeschichte sichtbar werden. Hier spielen Beziehungen zu Menschen, Arbeitsbedingungen und soziale Zusammenhänge eine mitentscheidende Rolle.

Folgen Ärzte nur einem gelernten, technischen Anamnese- oder Gesprächsduktus, verpassen sie alle Informationen, die ihnen die Patienten über die „Begleitumstände" sagen wollen und damit möglicherweise die Einsicht in ein viel grundlegenderes Krankheits- oder Störungsgeschehen, als es die an der Oberfläche sichtbare Symptomatik zeigt. Das biopsychosoziale Krankheitsmodell, das mittlerweile in die Medizin Eingang gefunden hat, versucht teilweise, diesem eindimensionalen Vorgehen Rechnung zu tragen und ihm entgegenzusteuern. So findet die Verbindung dieser Bereiche, der biologischen, psychologischen und sozialen Faktoren, durchaus ihren Widerklang bei Ursachenforschung von Krankheiten und in der Therapie, jedoch werden sie meist in der Anamnese genauso mechanistisch betrachtet, abgefragt und abgehakt wie die körperlichen Symptome und Zeichen. Diese zusätzlichen Faktoren werden damit Bestandteil eines erweiterten differenzialdiagnostischen Fragekatalogs, der ebenfalls rein technisch abgefragt werden kann, ohne einen wirklichen Bezug zum Patienten herzustellen, ohne echtes Interesse für den Patienten zu zeigen und seine Lebenssituation und -geschichte verstehen und nachempfinden zu wollen. Dem biopsychosozialen Modell fehlt außerdem die spirituelle Dimension, Fragen nach Sinn und Bedeutung von Krankheit werden nicht gestellt, und somit wird auch das fruchtbare Potenzial einer Krankheit, das Potenzial der persönlichen Entwicklung (► S. 96 f.), nicht erkannt und genutzt.

Medizin als Spiegelbild der Gesellschaft imponiert als eine Medizin des Machens und der Macher. Bereits im Medizinstudium oder in der Ausbildung zu anderen Heilberufen steht das Handeln im Vordergrund. Nichts tun zu können, gehört zu den schwierigsten Momenten eines Arztes. Meist fühlt er sich hilflos, überfordert und reagiert mit Angst, vor allem bei Krankheiten, die austherapiert sind, die tödlich verlaufen. Den Tod als Teil des Lebens zu akzeptieren, ist für viele Mediziner außerordentlich schwierig und wird als (teilweise sogar persönliche) Niederlage gewertet.

Der altchinesische Gelehrte Laotse hat den Satz geprägt: Tue das Nichttun, und nichts bleibt ungetan. Gemeint ist das immer wieder neu zu justierende Gleichgewicht zwischen Handeln und Nichthandeln. Nichthandeln bedeutet dabei nicht Passivität, sondern aus einem inneren Raum des Gewahrseins, konzentrierter Aufmerksamkeit und Achtsamkeit heraus zu handeln oder eben nicht zu handeln. Nichthandeln meint Raum geben. Innerlich anhalten und innehalten ist die Voraussetzung für Wahrnehmung. Je mehr man mit Machen, Planen und Konzipieren beschäftigt ist, desto weniger Raum bleibt für das Wahrnehmen dessen, was gerade ist. Der beschäftigte Verstand hat diesen Raum bereits besetzt. Im Zen gibt es eine Lehrgeschichte: Der Schüler gießt seinem Lehrer Tee in die Tasse. Der Lehrer sagt nicht Halt, und so gießt der Schüler immer weiter, bis die Tasse längst überläuft. Die Botschaft dieser Geschichte lautet: In eine volle Tasse kann man nichts mehr eingießen. Genau so ist es um das Raum-Geben bestellt. Die Fähigkeit, den Patienten wahrzunehmen, der achtsame Umgang mit ihm, wird umso größer, je weniger man mit sich selbst beschäftigt ist. In der Arzt-Patienten-Begegnung neigt man als Arzt dazu, sich unmittelbar bei den entsprechenden Stichwörtern mit den nächsten Fragen und Schritten, die einzuleiten sind, zu beschäftigen. Das nimmt einen Großteil der Aufmerksamkeit, die eigentlich dem Patienten gelten sollte. Vor allem wenn eine Krankheit komplex und schwierig erscheint oder wenn der Patient eine besondere Anspruchshaltung hat („Sie sind meine letzte Hoffnung"), springt das Gedankenkarussell um die medizinischen Fragen, um Erfolg und Misserfolg sofort an.

Das folgende Bild kann die wahrnehmende, rezeptive Grundhaltung hilfreich veranschaulichen: Vor dem inneren Auge des Arztes entsteht ein imaginärer Raum. In diesen Raum tritt der Patient ein, der ihm vielleicht gerade im Sprechzimmer gegenübersitzt oder im Krankenbett vor ihm liegt. Die innere Haltung ist: Das Einzige, was es zu tun gibt, ist offen zu sein. Offen für den Patienten, offen für seine Beschwerden, offen für *seine* Geschichte, offen für *seine* Deutung, offen für *seine* Lösung, wie auch immer sie ausfallen mag. Sonst gibt es nichts zu tun. In einer solchen Offenheit ist es möglich, sich ohne Erfolgszwang, ohne ein medizinisches oder persönliches Wollen und ohne Bewertungen dem Patienten mit Achtsamkeit und Mitgefühl zuzuwenden. Schon das allein trägt zur Entspannung des Patienten bei und setzt einen Vertrauensanker. Der Patient spürt, dass der Arzt bzw. Therapeut wirkliches Interesse an ihm hat, dass er in diesem Moment der wichtigste Mensch für ihn ist. In einer Atmosphäre von Wärme und Wohlwollen entsteht ein Feld des Vertrauens und der Heilung.

Gibt es als Arzt nichts weiter zu tun, als offen da zu sein, entspricht das dem inneren Bild, sich tief in einen Sessel zurückzulehnen und einfach geschehen zu lassen, was gerade entsteht und ist. So kann man nach der Begrüßung den Patienten zum Beispiel bitten zu erzählen, was sein Anliegen ist. Und ihm dabei versichern, dass genügend Zeit dafür ist. Auch eine Zeitvorgabe kann hilfreich sein:

„Wir haben jetzt eine halbe Stunde ungestört Zeit, die gehört ganz Ihnen." Die wenigsten Patienten sind es gewohnt, dass ihre Ärzte Zeit haben, und so hasten sie oft durch ihre im Vorfeld vorbereiteten Punkte, die Ihnen wichtig sind. Dabei abstrahieren sie bereits alles, bringen es auf den kleinsten, technischen Nenner, weil sie denken, dass Persönliches, also das, was sie selbst darüber denken und was sie empfinden, unwichtig und unerwünscht ist. Sie haben sich an das System medizinischer Effizienz bestens angepasst und gelernt, in den eigentlich wesentlichen, persönlichen Dingen zu schweigen und nur noch eine Art abstrakte Rohmasse an Symptomen zu präsentieren.

Signalisierte der Arzt jedoch, dass er Zeit mitbringt und Interesse für die Einschätzungen des Patienten, für dessen eigene Deutungen und Fragestellungen hat, dann stellen Patienten ganz von allein Zusammenhänge zwischen ihnen selbst und ihrer Krankheit her.

In der Grundhaltung achtsamer Wahrnehmung wird der Arzt zu einem Wahrnehmungsraum, der von eigenem Wollen und Vorstellungen frei ist. Wahrnehmen, ohne zu bewerten. Wahrnehmen, welche Persönlichkeit einem gegenübersitzt. Die Ausstrahlung, die Körperhaltung, die Körpersprache, der Ausdruck der Augen. Augen lügen tatsächlich nicht. Ein Patient mag vielleicht lustige Anekdoten erzählen, seine Augen können jedoch eine ganz andere Geschichte erzählen – vielleicht eine von Trauer und Angst oder von Hilflosigkeit. Die innere Haltung des Arztes, nichts tun zu müssen, erlaubt es, solche Eindrücke und noch viele andere wahrzunehmen. Es entsteht ein Gefühl für den anderen. Etwas kommt in Resonanz. Vielleicht spürt man plötzlich den Schmerz des anderen oder seine Ängste oder seine Verschlossenheit oder auch die Grenzen, die er setzt. Solche Grenzen wollen beachtet werden, denn sie dienen dem Schutz. Erst mit zunehmendem Vertrauen können Schutzwälle zurückgelassen werden, manche Bereiche bleiben jedoch unter Umständen immer unter Verschluss. Mit einer gewissen Sensibilität kann man das spüren, ganz ohne Worte. Dieser Spürsinn lässt allerdings nach, je mehr man mit technischen Abläufen beschäftigt ist.

Oder wenn man wenig Möglichkeiten hat, ungestört mit seinem Patienten zu sein; zum Beispiel durch die Abläufe in der Praxis oder der Klinik häufig gestört wird, durch Mitarbeiter, die unerwartet hereinplatzen, durch Telefonate zwischendurch und vieles andere.

Ungeteilte Aufmerksamkeit für die Patienten ist ein hohes, heilsames Gut, das eine besondere Qualität in die Arzt-Patienten-Beziehungen trägt. Es geht dabei nicht nur darum, auf das „Was" der Beschwerden und der dazugehörigen Geschichte zu hören, sondern auch auf das „Wie". Wie sagt mein Gegenüber etwas? Was schwingt mit seinen Worten mit (Unsicherheit, Ärger, Ratlosigkeit, Fassungslosigkeit)? Was sagt er *zwischen* den Worten? Welche Geschichte erzählt er, die er *nicht* ausspricht? Wirken Ärzte und Therapeuten im Sinne der wahrnehmenden, rezeptiven Haltung, wird das Gesagte nicht kommentiert und bewertet, sondern darf einfach einmal stehen bleiben. Wenn etwas unklar ist, darf nachgefragt werden, um das Gesagte weiter und tiefer verstehen zu können. Nachfragen an Stellen, an denen man spürt, dass dort eine Fährte zu tieferem Verstehen liegt. Das sind meist Stellen besonderer Energie und Kraft. Im „Wie" der Erzählung offenbart sich recht schnell, wo noch Gebundenes, Ungesagtes oder Verborgenes, Ursachen, Zusammenhänge und auch Ressourcen und Quellen der Heilkraft existieren. Eine Nachfrage ist immer ein Angebot, eine Möglichkeit, auf die der Patient eingehen kann oder nicht. Auch hier ist in der wahrnehmenden, rezeptiven Haltung kein Wollen, kein Treiben, kein Druck. Was geschieht, ist recht, ist signifikant, hat Bedeutung für den Patienten und seinen künftigen Heilungsprozess.

Die wahrnehmende, rezeptive Grundhaltung ist an keine Zeit gebunden. Ob man für die Begegnung nur fünf Minuten oder 50 Minuten zur Verfügung hat, spielt keine entscheidende Rolle für die Resonanz dieser Haltung im Patienten. Die Haltung entfaltet ihre Wirkung in einem Bruchteil von Sekunden. Allein entscheidend ist die Qualität der achtsamen Aufmerksamkeit im Moment der Begegnung. Eingebettet in eine heilsame, authentische Haltung ärztlicher Empathie. Allein diese Haltung ist schon heilsam, selbst wenn Patienten nicht bei Bewusstsein sind wie im Koma oder in Narkose. Auf einer tieferen Bewusstseinsebene spürt auch ein bewusstloser Patient die offene, mitfühlende und wärmende Präsenz eines anderen Menschen. Im Jahr 2006 fand am Universitätsklinikum Großhadern in München ein Kongress zum Thema „Traumland Intensivstation" statt. Kernthema waren veränderte Bewusstseinszustände und Koma.[14] Der Kongress war gemeinsam von den Intensivmedizinern und den Krankenhausseelsorgern ausgerichtet worden. Peter Frör, einer der Krankenhausseelsorger, berichtete von einem Wachkoma-Patienten, den er über Jahre besucht hatte. Er saß an seinem Bett und hat einfach nur Zeit mit ihm geteilt. Die Ärzte und das Pflegepersonal wollten ihn immer wieder wegschicken mit dem Argument, der Patient würde doch sowieso nichts von seinen Besuchen mitbekommen und er würde nur seine Zeit vergeuden. Nach einigen Jahren erwachte der Patient eines Tages. Er dankte dem Seelsorger für seine Beharrlichkeit und sagte: „Du warst mir ein beständiger Zeuge dafür, dass ich noch nicht tot bin." Er hatte als „Bewusstloser" die ganze Zeit über seine Umgebung wahrgenommen und damit auch die Haltung, die die Menschen ihm, dem Bewusstlosen, entgegenbrachten.

Gerade atmosphärische Dinge können Menschen in solchen Grenzzuständen offenbar sehr gut wahrnehmen, das heißt all das, was rechtshirnig in der Regel durch den aktiven rationalen Verstand der linken Hirnhälfte in den Hintergrund rückt. Diese höchst sensible Wahrnehmung auf einer nicht-rationalen Bewusstseinsebene – eben mehr auf der Ebene des Spürens, der Atmosphären – hat die Hirnforscherin Jill Taylor, die eines Tages an einem Schlaganfall erkrankte, am Beispiel ihres eigenen Erlebens sehr eindrucksvoll beschrieben.[15] Sie konnte viel mehr wahrnehmen, als ihre Umgebung vermutete, war nur nicht in der Lage, es nach außen zu kommunizieren. Wie gut wäre es, uns bei bewusstlosen und bewusstseinsgestörten Menschen immer wieder daran zu erinnern.

Ein weiteres Beispiel, wie die innere Haltung von Ärzten und Therapeuten auf Menschen ohne Bewusstsein wirkt, entstammt der

Erfahrung eines Anästhesisten, der als Oberarzt in einer Klinik arbeitete. Seine Kollegen bemerkten, dass er deutlich weniger Narkosemittel brauchte als alle anderen, dass er kaum Narkosezwischenfälle zu verzeichnen hatte und seine Patienten viel weniger Probleme und Medikamentennebenwirkungen nach Ausleitung der Narkosen hatten. Es war für alle offensichtlich und erstaunlich. Auf die Fragen der Kollegen, was er denn anders mache, antwortete er, er wäre einfach nur ganz bei der Sache, ganz präsent, fühle sich verbunden mit seinen Patienten und gebe ihnen das Gefühl, dass er die ganze Zeit über sie wache. Er versuche, jedem seiner Patienten in Narkose gegenüber liebevoll zugewandt zu sein. Aus einer rein rationalen Perspektive ist das kaum zu verstehen, aber auf einer tieferen Bewusstseinsebene scheint es offensichtlich möglich zu sein, in einen atmosphärischen Kontakt mit dem narkotisierten Patienten zu treten, der ihm ein Gefühl von Vertrauen und liebevoller Zuwendung verleiht, sodass er sich wirklich anvertrauen und fallen lassen kann, weniger Narkosemittel braucht und unter weniger Nebenwirkungen leidet. Auf einer tieferen Bewusstseinsebene, die wie bei Jill Taylor möglicherweise eher rechtshirnig zu orten ist, kann auch ein bewusstloser Patient spüren, wenn ihm eine offene, liebevolle und wärmende Haltung entgegengebracht wird.

Aus dem Nichthandeln, aus der Haltung des wahrnehmenden, rezeptiven Raumes heraus entstehen neue Impulse, und zwar oft solche, die abseits der gewohnten Wege der Medizin liegen.

Aus der Haltung des Nichtwollens, aus der Haltung von Achtsamkeit und Offenheit heraus, konstellieren sich Handlungsimpulse. Hier ist es notwendig, auch die gesamte professionelle medizinische Kompetenz, alles verfügbare, gelernte Wissen mit einzubinden. Es geht darum, Nichtwissen und Wissen, Nichthandeln und Handeln zusammenzuführen, was zu einer neuen heilsamen Qualität, zu tieferen Heilungsprozessen führt, die das Menschsein des Patienten, seine Kompetenz, seinen persönlichen Hintergrund und sein eigenes Potenzial voll in das Heilungsgeschehen einbeziehen. Hier kommen „objektive" Medizin, subjektives Erleben, intersubjektive

Beziehungen und Vernetzungen zu einem heilsamen Miteinander zusammen.

Letztlich kann eine rezeptive Grundhaltung, eine wohlwollende, achtsame Haltung und die Fähigkeit, eigenes Wollen und eigene Konzepte vorübergehend zu suspendieren, zu einer dauerhaften Grundhaltung im Leben werden, zu einem achtsamen Gewahrsein jedes Moments, aus dem zeitgleich Handlungsimpulse oder Impulse des Nichthandelns aus Wissen und Nichtwissen aufsteigen. So ist das, was der Mensch tut und nicht tut weniger eine Frage seiner persönlichen Konditionierung und seiner erlernten Konzepte, sondern sein ganzes Handeln oder Nichthandeln entspringt einer tieferen Quelle des Gewahrseins.

Grundhaltungen in der Therapie

In einem neuen, partnerschaftlichen, nicht-hierarchischem Selbstverständnis ist die Therapie nicht mehr nur eine Angelegenheit des Arztes, sondern Arzt und Patient stellen sich gemeinsam der Aufgabe, die für den jeweiligen Patienten, die jeweilige Krankheits- und Lebenssituation und den momentanen Zeitraum die angemessene Therapie zu finden und zu gestalten. Ärztliche Kompetenz und Erfahrung sowie die Kompetenz und Lebenserfahrung der Patienten fließen synergetisch zusammen.

Die Medizin des molekular-mechanistischen Verständnisses orientiert ihre Therapie an der Nosologie und Pathologie definierter Krankheiten und Krankheitsbilder. Die Abstraktion des Krankseins, das heißt die Loslösung und Isolierung der Krankheit vom kranken Menschen, verführt dazu, standardisierte Therapieformen und therapeutische Leitlinien für die vom Menschen abgetrennten Krankheiten zu entwickeln und zu etablieren – im Sinne einer „objektiven", vernunftgemäßen, reproduzierbaren und einem wissenschaftlichen Experiment vergleichbaren Laborsituation.

Wäre es tatsächlich möglich, allein nach „objektiven", krankheits- und befundorientierten Kriterien zu behandeln, wäre es letztlich möglich und vielleicht sogar erstrebenswert, einem Automaten wie zum Beispiel einem Computer, dem alle Krankheitsdaten eingegeben werden, die Therapie zu überlassen. Ärztliche Kunst geht jedoch weit über das Technische und Mechanische hinaus, denn es geht um das Krank-*Sein* des Menschen und um die Möglichkeit eines umfassenden Heilungsprozesses.

Ärzte sind jeden Tag in ihrer Arbeitsrealität mit kranken Menschen konfrontiert, die in ihrem subjektiven Leiden nach individuellen Antworten und Lösungen suchen. Es ist die Qualität der menschlichen Begegnungen, die notwendigerweise der Ausgangspunkt der diagnostischen und therapeutischen Überlegungen und des entsprechenden Handelns ist. Behandeln Ärzte und Therapeuten kranke Menschen und nicht abstrakte Krankheiten, gleicht keine Therapie der anderen. Jede Arzt-Patienten-Begegnung ist speziell und individuell, jeder Krankheitshintergrund und jede Krankheitsentwicklung ist anders und besonders, jede Therapie wird von unterschiedlichen Menschen anders vertragen und verschiedene Menschen mit „derselben" Krankheit profitieren von unterschiedlichen Behandlungsformen.

Jede Behandlung – auch der Volkskrankheiten wie Rückenschmerzen, Kopfschmerzen, Krankheiten der Verdauungsorgane oder Atemwegerkrankungen – kann bei gleicher Diagnose völlig unterschiedlich sein und anders verlaufen. Wie sie sich gestaltet, hängt ab von der Genese, den lebensgeschichtlichen Zusammenhängen, der physischen und psychischen Verfassung, der Akzeptanz der infrage kommenden Therapiemöglichkeiten und der Wünsche der Patienten oder auch der Stärke des Leidensdrucks.

Einmal fragte ein Patient in meiner Praxis wegen der Behandlung eines Lichen ruber an, eine chronische Hautkrankheit, die schulmedizinisch oft nur unzureichend behandelbar ist. Deshalb probieren Patienten mit dieser Krankheit nicht selten komplementäre Therapieverfahren aus. Der Mann hatte eine Fallbeschreibung dieser Erkrankung in meinem Buch „Psychosomatik in der chinesischen Medizin"[16] gelesen und wollte nun dieselbe Behandlung bei mir haben.

Das entspricht der gewohnten Vorstellungswelt, die Mediziner und Wissenschaftler den Patienten bisher vermittelt haben: Die Therapie eines Krankheitsbildes richtet sich nach ihren Pathomechanismen, unabhängig von der betroffenen Person. In der Fallbeschreibung des Lichen ruber spielten jedoch für die Therapie ganz spezielle Besonderheiten der Krankheitsentwicklung und deren Auswirkungen auf bestimmte psycho-physiologische Funktionen eine entscheidende Rolle. Und die sind nicht auf andere Patienten mit derselben Krankheit übertragbar. Mit dieser Sichtweise und vor diesem Erfahrungshintergrund brauchen Menschen, auch wenn sie „dieselbe" Krankheit haben, einen individuellen Therapieansatz, der nur durch die Kenntnis der Hintergründe des Krankheitsgeschehens und der Einbeziehung des Patienten in Diagnose und Therapie möglich ist.

Letztlich ist es in allen Fragen der Therapie erforderlich, die Patienten miteinzubeziehen. Aufgabe der Ärzte und Therapeuten ist es, nach bestem Wissen und Gewissen über die bestehenden Therapiemöglichkeiten zu informieren und über Wirkungen, Nebenwirkungen und Nutzen aufzuklären. Gerade wenn Patienten unter chronischen oder auch tödlich verlaufenden Krankheiten leiden, ist zwischen dem Nutzen einer Therapie und einer möglichen schweren Beeinträchtigung der Lebensqualität durch diese Therapie abzuwägen. Nicht alles, was machbar ist, ist wünschenswert. Und was wünschenswert ist, kann allein der betroffene Patient entscheiden.

Ärzte und Therapeuten verordnen naturgemäß das, wovon sie aufgrund ihres Hintergrunds und ihrer Erfahrung selbst überzeugt sind und was ihnen vertraut ist. Ein schulmedizinisch orientierter Internist wird vor allem allopathische Medikamente einsetzen, ein Chirurg wird eher zur Operation neigen und ein Homöopath das gleiche Problem zunächst mit Globuli und ein Akupunkteur mit Akupunktur angehen wollen. Möglicherweise kommen alle ein Stück weit voran. Wichtig für den Erfolg der Therapie ist jedoch auch, dass der Patient hinter der gewählten Therapieform steht. Wird einem Medikamentengegner aus „zwingenden Gründen" eine medikamentöse Behandlung verordnet, die er im Grunde seines

Herzens ablehnt, wird sie nach den Erkenntnissen der Placeboforschung schlechter anschlagen und mehr Nebenwirkungen auslösen als bei jemanden mit einer positiven Einstellung zur medikamentösen Therapie. Ist eine medikamentöse Therapie unumgänglich, sind weder Drohungen noch Angstszenarien angezeigt. Dann ist es die Aufgabe des Arztes, trotz der Widerstände des Patienten gegen Medikamente um Vertrauen zu werben und den Betroffenen von der Wichtigkeit und Wirksamkeit des Mittels zu überzeugen. Diese Überzeugungsarbeit setzt den persönlichen Kontakt und die Bereitschaft voraus, sich auf die Sorgen des Patienten einzulassen. Nur dann kann sie dazu führen, dass der Erkrankte die Behandlung in der Erwartung akzeptiert, dass sie helfen wird. So wird aus einem Noceboeffekt ein Placeboeffekt.

Jeder Patient hat seine eigenen Vorstellungen davon, was ihm am besten hilft. Jeder hat seine medizinischen Vorlieben und Abneigungen. Sie sind in erster Linie irrationaler Natur, müssen aber dennoch beachtet werden. Auch die Entscheidungen, Vorlieben und Abneigungen der Ärzte und Therapeuten unterliegen nicht minder irrationalen Beweggründen. Da eine optimal ausgewogene psychoneuroimmunologische Konstellation wesentlichen Anteil am Heilungsgeschehen hat, tragen die Akzeptanz und das Gefühl, auf dem richtigen therapeutischen Weg zu sein, maßgeblich zum Heilungsprozess bei. Deshalb ist es wichtig, die Patienten in ihren Bedürfnissen und Wünschen wahr- und ernst zu nehmen. Das ist individuelle Medizin im ursprünglichen Sinn, wie sie Ärzte und Ärztinnen von jeher verstehen (► S. 61 ff.). Eine Therapie, die nur auf die Bekämpfung einer Krankheit aus ist, greift entschieden zu kurz.

Der Maßstab einer gelingenden Therapie liegt im Erreichen des Bestmöglichen für den *ganzen* Menschen. Es muss dem Patienten möglichst auf allen Ebenen damit gut gehen: körperlich, psychisch, energetisch, in seinen Beziehungen und Arbeitskontexten und auch in Bezug auf seine Sinnfragen. Wirkt sich eine Therapie in all diesen Aspekten förderlich aus, ist das Optimum erreicht. In den meisten Fällen wird man irgendwo dazwischen liegen – das ist das menschliche Maß –, jedoch halte ich es den Patienten gegenüber für angemessen, sich das Optimum als Leitlinie vor Augen zu halten.

In diesem Sinn kann eine Therapie niemals einen von vornherein festgelegten Ablauf haben oder festen Leitkriterien folgen. Ein Mensch ist nicht so geradlinig und stromlinienförmig wie unsere Theorien. Eine wirklich ganzheitlich orientierte Therapie wird stets nach individuellen Erfordernissen zu modifizieren und jederzeit an die momentan vorhandene Krankheits- und Lebenssituation anzupassen sein.

Stimmen die Voraussetzungen, dann vertrauen sich beide, Arzt und Patient, einem lebendigen, am Menschen ausgerichteten Prozess der Heilung an, und die Frage nach dem Erfolg stellt sich völlig anders als gewohnt. Therapieerfolg bezieht sich dann auf weit mehr als auf die erfolgreiche Bekämpfung einer Krankheit. Er definiert sich darüber hinaus auch durch ein wieder zurückgewonnenes Gleichgewicht der emotionalen und mentalen Verfassung, der physischen und physiologischen Funktionen, des Lebenskontextes in Beziehung, Familie und Arbeit und bei der Sinnfindung. Selbst wenn Krankheitssymptome weiterbestehen, eine Krankheit sich verschlechtert oder sich einem tödlichen Ausgang nähert, kann eine Therapie vom Patienten – auch vom Arzt – als hilfreich und als Erfolg erlebt werden, wenn die inneren und äußeren Lebensfaktoren wieder ein rechtes, lebenswertes Maß und Sinn finden können.

Grundhaltung in der Kommunikation

Wirkliche Kommunikation ist weit mehr als nur der Austausch sachlicher Informationen. Doch selbst wenn Information nur ein kleiner Ausschnitt des Kommunikationsgeschehens ist, klagen doch viele Patienten darüber, von ihren Ärzten zu wenig informiert zu werden. In diesem Zusammenhang heißt es, die Ärzte würden sich nicht genug Zeit nehmen, in einem schwer verständlichem Fachjargon reden, sie nicht ernst nehmen und nicht selten über ihre Köpfe hinweg über ihre Gesundheitsangelegenheiten entscheiden. Wirkliche Kommunikation dagegen bedeutet, dem Patienten Zeit zum Reden zu lassen, ihm zuzuhören und *nicht* die Kontrolle über das Gespräch zu übernehmen.

In der „Düsseldorfer Hausarztstudie“ der Universität Düsseldorf wurde gezeigt, dass Hausärzte, die ihre Patienten kaum zu Wort kommen lassen, häufig psychisch bedingte Krankheiten übersehen. Untersucht wurden 500 Patientenkontakte in 18 Praxen. Bei einer Redezeit von durchschnittlich nur 1,8 Minuten wurden psychosomatische Krankheiten meist nicht erkannt. Hatten die Patienten jedoch die Möglichkeit, 3,5 Minuten oder länger zu reden (und hörten die Ärzte ihnen auch zu) und das Gespräch zu gestalten, kamen die Ärzte solchen Leiden eher auf die Spur. Psychosoziale Probleme wie zum Beispiel Scheidung, Trennung oder häusliche Gewalt werden nur gegenüber Ärzten angesprochen, die das Gespräch nicht zu sehr kontrollieren und den Patienten ausreichend Gesprächszeit lassen. Angesichts der Tatsache, dass zwei Drittel aller Patienten, die ihren Hausarzt aufsuchen, unter psychischen und psychosomatischen Störungen leidet, sollten mehr Kommunikationsschulungen für Hausärzte stattfinden.[17]

Je genauer Patienten ihre Beschwerden und Symptome schildern können – ohne Unterbrechungen und von ärztlich-diagnostischen Zielvorstellungen überlagerten Suggestionen –, desto klarer kristallisieren sich die krankheitsspezifischen Zusammenhänge und Kausalitäten heraus, die für die Diagnose notwendig sind. Allein durch eine derartige Anamnese ergibt sich in 90 Prozent der Fälle bereits die endgültige Diagnose. Auf dieser Basis lassen sich dann weiterführende diagnostische Schritte, oft technischer Natur, gezielt und nicht nach dem Gießkannenprinzip planen. Dies gilt für jede Art von Erkrankung: somatisch, psychosomatisch, psychisch oder auch bei Schmerzerkrankungen. Dem Patienten Raum geben, ihm zuhören, sich ihm als Menschen zuwenden, ist nicht nur effizienter als ein nüchtern sachliches Abfragen von Symptomen auf dem Anamnesebogen, sondern es ist ein Gebot der ärztlichen Ethik und Menschlichkeit.

Dass in den Praxen und Krankenhäusern zu wenig Zeit ist, um miteinander zu sprechen und einen wirklichen Arzt-Patienten-Kontakt aufzubauen, ist eine schmerzliche Entwicklung mit steigender Tendenz. Sie ist im Wesentlichen eine Folge der technologischen Ausrichtung der modernen Medizin, in der Gesprächsleistungen drastisch (auch finanziell) unterbewertet werden.

Der scheinbar „unbezahlbare" Faktor Zeit wirkt sich nicht nur im ambulanten Bereich, sondern genauso in den Krankenhäusern aus. Kliniken können seit der Einführung des Systems der DRGs (Diagnosis Related Groups) nur noch wirtschaftlich arbeiten, wenn sie die Patienten möglichst schnell entlassen (► S. 18). Es bleibt keine Zeit für Kommunikation, für eine „sprechende Medizin" übrig. Die Qualität der Patientenversorgung hat darunter deutlich gelitten. Es steht weniger Zeit für die Arzt-Patienten-Begegnung zur Verfügung, weil der „Druck der Abrechnung über die DRGs mit der damit verbundenen Rechtfertigung aller Aktionen vor dem Medizinischen Dienst der Krankenkassen (MDK) letztlich dazu führt, dass in kurzer Zeit zu viel *gemacht* wird. Über die „Machbarkeit" und die „Abrechenbarkeit" wird jedoch die individuelle Not der Patienten häufig nicht mehr adäquat wahrgenommen.[18]

Der Mangel an kommunikativer Begegnung und Zeit führt zu eklatanten Fehlern in Diagnose und Therapie. Nach einer Untersuchung des Universitätsklinikums Mainz durchlaufen psychosomatische Schmerzpatienten während eines Zeitraums von sieben bis acht Jahren eine wahre „Ärzte-Odyssee", bis psychische Ursachen als Auslöser für die chronischen Schmerzen erkannt werden.[19] Shapiro und Mitarbeiter haben bereits in den 1980er-Jahren in einer Studie über Schadensersatzklagen gegen Ärzte in den USA[20] gezeigt, dass zwei Drittel aller Fehlbehandlungen hätten vermieden werden oder einen begrenzten Schadensverlauf nehmen können, wenn die Kommunikation zwischen Ärzten und Patienten besser funktionieren würde. Wie wichtig eine gut funktionierende Kommunikation auf allen Ebenen ist, lässt sich ermessen, wenn man bedenkt, dass offizielle Schätzungen davon ausgehen, dass in amerikanischen

Krankenhäusern jährlich rund 180 000 Patienten durch Fehler des Krankenpersonals sterben.[21]

Von seelischen Schäden durch mangelhafte oder fehllaufende Kommunikation ist dabei noch nicht einmal die Rede gewesen. Es ist zum Beispiel ein gravierender Fehler, eine Todesnachricht, noch dazu bei einem unerwarteten, plötzlichen Tod, dem Ehepartner per Telefon mitzuteilen. Das kommt leider nicht einmal so selten vor – und es ist seelisch grausam, verletzend und höchst unprofessionell.

Die Ursachen der meisten Fehlbehandlungen liegen im ersten Gespräch zwischen dem Kranken und dem Arzt. Angehende Ärzte wurden im Studium kaum in Gesprächsführung geschult. Erst ganz allmählich kommen die ersten Ansätze an einzelnen Universitäten als freiwillige, oft von den Studenten selbst initiierte Veranstaltungen zum Vorschein, die die Defizite in der Kommunikation angehen. Dabei üben sich Studenten unter anderem in Kommunikation bei Rollenspielen mit fiktiven Patienten, die durch Schauspieler dargestellt werden, oder durch Videoanalysen.

In einer Studie an einem großen städtischen Krankenhaus erhielten Ärzte ein Kommunikationstraining. Diejenigen, die geschult wurden, erhielten deutlich mehr wichtige Informationen von und über ihre Patienten als die Ungeschulten. Und wenn man mehr sinnvolle Informationen bekommt, lassen sich genauere Diagnosen stellen.[22] Ärzte müssen darauf vorbereitet werden, damit sie mit ihren Patienten über *alles*, was diese bewegt und betrifft, sprechen können. In einer vertrauensvollen Arzt-Patienten-Beziehung tauchen zwangsläufig Themen größter Intimität, nicht selten Schambesetztes und Tabuisiertes auf. Es ist wichtig, dass Ärzte lernen, damit angemessen umzugehen und so den Betroffenen das nötige Verständnis und die entsprechende Hilfestellung geben zu können. In diesem Sinn bedeutet Kommunikation auch, Nähe zuzulassen und sich auf den anderen einzulassen. Findet Kommunikation im Sinne echter Verständigung statt, begegnen wir einander von Mensch zu Mensch, nicht nur von Mediziner zu Krankheit.

Kommunikation, die auf die bloße Übermittlung von Information reduziert ist, lässt den leidenden Menschen, den Patienten mit seinen Ängsten, Beschwerden und Schwierigkeiten allein. Information erschöpft sich in der Weitergabe sachlicher, abstrakter Daten. Natürlich ist auch das notwendig, und sachliche Information erwarten die Patienten auch von ihren Ärzten, wenngleich heute viele Patienten bereits vielfältig informiert in die Konsultation kommen. Über 80 Prozent informieren sich heute im Internet über Gesundheitsthemen, dagegen nur 58 Prozent bei ihrem Arzt. Internet, Printmedien und Fernsehen werden genutzt, um Daten und Fakten zu Krankheiten zu erhalten (93 Prozent), um Informationen zu Medikamenten zu bekommen (86 Prozent) oder um sich über neue bzw. alternative Therapien zu informieren (78 Prozent).[23]

Nicht wenige Ärzte sehen ihre wesentliche Aufgabe im Kontakt mit ihren Patienten in der Mitteilung von Krankheitsdaten, Diagnoseergebnissen und Therapieansätzen. Sie sind davon überzeugt, dass sie mit der Übermittlung sachlicher Informationen ihren Patienten maßgeblich helfen. Dabei übersehen sie durch den Fokus auf die abstrakte Krankheit das *Kranksein* des Gegenübers und damit das darin liegende, unmittelbar erlebte Leid. Der Kranke braucht nicht nur die sachlich-technische Information oder die Therapie seiner von ihm abstrahierten „objektiven" Krankheit, er braucht menschliche Ansprache, Zuwendung, Begegnung. Es ist wichtig, dass er sich mitteilen darf, gehört und wahrgenommen wird, kurz: Er braucht Kommunikation und Austausch.[24] Jeder Mensch hat das Bedürfnis, sein Leid mitzuteilen und zu teilen. Die Philosophin Simone Weil hat das folgendermaßen ausgedrückt: „Wer leidet, sucht sein Leid anderen mitzuteilen […], um es so zu vermindern und derart vermindert er es in der Tat […]. Wer es nicht mitteilen kann, bei dem bleibt das Leid in ihm und vergiftet ihn."[25]

Internationale Untersuchungen zur Kommunikationspraxis belegen, dass emotionale Zuwendung ein ebenso wichtiger Bestandteil der Kommunikation zwischen Arzt und Patient ist wie der Austausch von Informationen:[26]

- Das Bedürfnis der Patienten, informiert zu werden, ist wesentlich größer als die Informationsbereitschaft der Ärzte.
- Patienten erwarten jedoch nicht nur maximale Aufklärung über Krankheitszustand, Diagnose und Therapieverfahren, sondern auch und vor allem emotionale Zuwendung.
- In der Kommunikationspraxis wird den Patienten emotionale Zuwendung häufig verwehrt. Dies wirkt sich erwiesenermaßen negativ auf den Krankheitsverlauf und die Heilungschancen aus.

Das Bedürfnis nach emotionaler Zuwendung ist zutiefst menschlich. Die Patienten verstehen zu wollen, heißt zu versuchen, sich in ihre Gefühlswelt einzufühlen. Für den Wiener Kommunikationswissenschaftler Maximilian Gottschlich ist dies eine Leistung der emotionalen Vernunft, „die heute vielfach in den Hintergrund gedrängt wird. ‚Emotionale Vernunft' – ein Begriff der Schweizer Psychotherapeutin Carola Meier-Seethaler – verhilft uns zur ganzheitlichen, intuitiven Anschauung. Im Unterschied zur alles dominierenden ‚Logik des Verstandes', die sich der Dinge und der Menschen bemächtigen will, verhilft uns die ‚emotionale Vernunft', verhilft die ‚Logik des Herzens' dazu, uns in den Menschen einzufühlen, ihn gerade nicht zum Objekt zu degradieren."[27]

Die Fähigkeit zu vertiefender Kommunikation ist ein unentbehrlicher Pfeiler einer wirklich heilsamen Medizin, für die Wiederentdeckung der Bedeutung des menschlichen Geistes, seiner Gedanken, Vorstellungen und Gefühle, letztlich auch der Bedeutung, die die Spiritualität für die psycho-physische Befindlichkeit, für das Finden des „rechten Maßes" hat.[28]

Kommunikation, die über den reinen Informationsaustausch hinausgeht, ist Ausdruck einer Begegnung von Mensch zu Mensch. Sie lässt weder den Patienten noch den Arzt außen vor. Eine einander begegnende Kommunikation bedeutet, sich aufeinander einzulassen. Dazu gehört auch, etwas von sich selbst zu zeigen und die mit der Begegnung verbundenen Themen und Intimität aushalten zu können. Wer sich darauf einlässt, benötigt Willen, Übung und Erfahrung, die sich mit der Zeit einstellen. Im Leid der Patienten begegnen wir unwillkürlich unserem eigenen Leid und damit uns selbst. Die selbst erfahrenen Verletzungen kommen durch die Verletzungen des Gegenübers in Resonanz. Eine sich wirklich einlassende und vertrauensvolle Begegnung lebt von der Fähigkeit, sich verletzlich zu zeigen, mit anderen Worten, sich berühren zu lassen. Eine der wesentlichen Voraussetzungen für ein vertiefendes Arztsein besteht meiner Ansicht nach darin, sich der eigenen Verletzungen und Verletzlichkeit bewusst zu werden und die Wunden des eigenen Lebens bereitwillig anzuschauen, sie zu integrieren und zu heilen.

Aus dem Gesagten wird deutlich, dass am Anfang der ärztlichen Ausbildung den angehenden Ärztinnen und Ärzten vermittelt werden sollte, die Perspektive ihrer künftigen Patienten einnehmen zu können. Dazu gehört unter anderem, sich mit der Fragestellung „Ich bin mein erster Patient" auseinanderzusetzen, bevor sie Patienten behandeln. Sich der eigenen Leidensaspekte, eigener Wunden, eigener Krankheit zu stellen, selbst die Position des leidenden Patienten einzunehmen und zu akzeptieren, führt zu einer authentischen Haltung von Empathie, die durch bloße intellektuelle Einsicht nicht möglich ist. Der andere – der zu behandelnde Patient – ist mir selbst ähnlich. Auch seine Perspektive – die des Krankseins – bleibt mir nicht erspart. Zu wissen und die Not erfahren zu haben, was man im Krankheitsfall braucht, sensibilisiert für die Bedürfnisse des anderen, wenn er krank, hilflos und leidend ist. Die Fähigkeit, sich auf einen Patienten und dessen Kranksein und Leiden einlassen zu können, erweist sich auch als eine tief wirkende Prophylaxe gegen ärztliches Burnout.[29]

Ich möchte unterscheiden zwischen funktionaler persuasiver Kommunikation und echter empathischer Kommunikation. Erstere ist reines Mittel zum Zweck. Kommunikationstechniken werden in diesem Fall mit dem Ziel erlernt, schneller und effizienter ans eigene Ziel zu gelangen, das heißt, den Patienten dahin zu bekommen, wo man ihn haben will, zum Beispiel indem man ihn von einer bestimmte Diagnostik oder Therapie überzeugt, eine bessere Compliance erzielt oder ihn zu den gewünschten Denk- und Verhaltensweisen bringt. Persuasive Kommunikation setzt sich den „pflegeleichten", folgsamen Patienten zum Ziel. Damit wird der Patient instrumentalisiert – er, der in seinem Kranksein ohnehin geschwächt und meist hilflos ist. Er soll den ärztlichen Wünschen, Vorstellungen und Vorgehensweisen entsprechen, den organisatorischen Zeitvorgaben und wirtschaftlichen Effizienzwünschen. Am besten er fügt sich möglichst widerspruchslos in die vorgegebenen Praxis- bzw. Klinikabläufe und stört unter keinen Umständen. In der persuasiven Kommunikation bleibt der Kranke mit seinen Bedürfnissen, Wünschen und Vorstellungen auf der Strecke. Verständnis wird ihm lediglich vorgespielt, damit die medizinischen Ziele der Ärzte und Therapeuten möglichst „unkompliziert" verfolgt werden können. Es geht jedoch nicht darum, Verständnis zu zeigen, sondern es zu *haben*. Erst dann kann Kommunikation wirklich gelingen. Dann ist sie echt.

Echte, empathische Kommunikation hat nicht die eigenen Interessen und Ziele vor Augen, sondern ist der Versuch, in die Mokassins des anderen zu schlüpfen und eine Weile in seinen Schuhen zu laufen. In seinen Mokassins erkennen wir unsere Ähnlichkeit mit dem anderen. Wie schnell kann es dazu kommen, dass wir als Ärzte die Seiten wechseln und selbst zum Patienten werden? Und im Tod gehen wir einander nur voraus. Echte Kommunikation ist ganz von selbst empathische Kommunikation. „Empathie ist – genauso wie Kommunikation – nicht Mittel zum Ziel, sondern selbst Ziel."[30] Einige Grundregeln der Kommunikation sollten deshalb zum Fundament des ärztlichen Wissensinventars gehören.

Grundregeln der Kommunikation

- Klientenzentrierte Gesprächstherapie nach Carl R. Rogers: Es geht nicht nur darum, dass *wir* den Patienten verstehen, sondern dass wir ihn von *seinem* Standpunkt aus verstehen (in seinen Mokassins gehen). Voraussetzungen:
  - Verzicht auf Klassifikation und Bewertung des Gegenübers.
  - Bereitschaft, sich selbst durch die Aussage des anderen verändern zu lassen.
  - Bereitschaft, die eigenen Positionen und Bastionen (Vorstellungen, Überzeugungen) immer wieder infrage zu stellen.
  - Bereitschaft, die Perspektive zu wechseln, und gegebenenfalls eine neue, andere einzunehmen.
- Echte (empathische) Kommunikation: Loslösung des Gegenübers aus der Objektivität, sein verborgenes Sein, seine Subjektivität zum Durchscheinen bringen. Voraussetzungen:
  - Anerkennen, dass der Patient kein „Thema", keine zu begutachtende und zu behandelnde Hülle ist.
  - Den Patienten in seinem Kranksein und in seiner Person erkennen.[31]
- Die existenzielle Form der Kommunikation wird notwendig, je schwerer die Erkrankung ist, je stärker Behinderung oder Tod und Sterben in die Nähe rücken.
  - Orientierung an der Ganzheit des leidenden Menschen.
  - Persönliche Nähe zum Patienten: Mit ganzem Wesen das Wort an den Patienten richten, der weder ein medizinischer „Fall", noch ein Kunde, sondern ein Mensch in seiner ganzen Vielschichtigkeit ist.
  - Das sanative Potenzial in der Arzt-Patienten-Begegnung entfalten: Den Patienten in seiner seelischen Tiefe verstehen und mit dem Heilungspotenzial des Patienten korrespondieren (es ist mehr möglich, als wir beide denken).

- Ermutigung des Patienten auf einer tiefen, existenziellen Ebene, an sich selbst zu glauben, an seine Heilkräfte, die mehr umfassen als nur das Immunsystem.
- Radikales Öffnen eines Wahrnehmungsraums für den anderen: Das, was dort als inneres Wissen im Patienten selbst auftaucht, entspricht seiner momentanen und einzigen Wahrheit.[32]

Ärztliches Ethos

In diesem Abschnitt geht es um die Frage, auf welchem ethischen Fundament sich eine moderne, heilsame Medizin gründen kann. Es gilt zu klären, wie sie die ethischen Prämissen ihrer jahrtausendealten Geschichte vor dem Hintergrund modernster medizinischer Erkenntnisse an der Schwelle zu einem neuen Paradigma der Verbundenheit transformieren kann. Wie die historisch gewachsenen und kulturell-religiösen Unterschiedlichkeiten ethischer Maßstäbe in einer globalen Welt zu einer universellen, zukunftsweisenden Synthese finden können.

Der Herzvers des hippokratischen Eides

Die abendländische Medizin wurzelt im alten Griechenland, und einer der ältesten europäischen Ethikkodizes ist der hippokratische Eid aus dem fünften vorchristlichen Jahrhundert. Bis in meine Ärztegeneration hinein wurde die Eidesformel mit der Approbation als Teil des ärztlichen Ethos angesehen, auch wenn er längst nicht mehr von allen gelesen, geschweige denn geschworen wird.

Der Eid beginnt mit der Anrufung der vier heilenden Gottheiten Apollon, Asklepios, Hygieia und Panakeia. Die Gottheiten bezeugen den Schwur der im Ärztebund tätigen Asklepiaden, die ärztliche Kunst und das eigene Leben lebenslang an dem geltenden ärztlichen Ethos auszurichten. Damit wurde die ärztliche Arbeit in göttliche Hände gelegt. Auf diese Weise erfuhr das ärztliche Handeln im Olymp der griechischen Gottheiten jenes religiös-ethische Fundament, das ihm durch diesen Kodex seine spirituelle Rückbindung verlieh.

Wie aber können sich die heutigen Ärzte und Ärztinnen in einer säkularen Welt der Ratio und der Materieorientierung rückbinden? Lange Zeit hatten die christlichen Kirchen im europäischen Lebensraum diese Funktion, die jedoch heutzutage kaum noch in der Lage sind, dieser traditionellen Aufgabe gerecht zu werden. Der Vertrauensverlust in die Kirchen ist immens, und viele Menschen haben sich von ihnen als moralische Instanzen abgewendet. Wenn wir über den christlichen Tellerrand hinausschauen, stellt sich die Frage, wie wir all die religiös-ethischen Grundfesten der vielen anderen Religionen und Glaubensrichtungen in einer Welt einbeziehen und würdigen können, in der die nationalen, kulturellen und religiösen Grenzen immer mehr verwischen. Was also kann dem modernen Menschen unserer Zeit, und hier besonders den Ärzten und den vielen Menschen der anderen Heilberufe, wirklich rückbinden? Und das angesichts einer sich rasant verändernden Welt, der rasanten Entwicklung in der Forschung, im medizinischen Wissen und neuer und vertiefender Erkenntnisse über die Bedeutung des Bewusstseins als Matrix unserer Existenz.

Eine zeitgemäße Ethik sollte all das berücksichtigen und umfassen: die Evolution des Bewusstseins, die globale Welt der Verbundenheit, die Loslösung aus dem Paradigma einer Welt getrennter Objekte zugunsten der Suche nach dem Verbindenden, der Einheit in der Vielfalt.

Der fünfte Vers des hippokratischen Eides liest sich so: „Heilig und rein (hagnos de kai hosios) will ich mein Leben und meine Kunst ausrichten und bewahren.“[33] In vielen alten Medizinkulturen lassen sich ähnliche Formulierungen finden. Der fünfte, sogenannte Herzvers des Eides beschreibt eine grundlegende ärztliche Haltung, die die asklepiadischen Ärzte anstrebten. Das antike ärztliche Ethos „heilig und rein“ ist nicht mit der christlichen Vorstellung von Reinheit, mit sexueller Abstinenz oder der Abwertung des Körperlichen gegenüber dem Geistigen zu verwechseln. Die Worte des Herzverses spielen auf die Herzensausstrahlung des Arztes an, auf seine Präsenz, Aufrichtigkeit, Offenheit und Empathie. Jene Qualitäten, die die kranken Menschen berühren und annehmen, die sie in ihrer Schwäche und ihrem Schmerz halten, sie nicht damit allein lassen und sie trösten. Eine solche liebevolle und empathische Haltung zu gewinnen, ist ein Übungs- und Lernprozess, der den Asklepiaden in den antiken Heilstätten, den Asklepia, für ihre Ausbildung zentral und wichtig war. Sie lernten „Herzensbildung". Stellen wir uns vor, in die Lehrpläne der medizinischen Fakultäten würde Herzensbildung als zentrales Unterrichtsfach eingeführt werden!

Von den Asklepiaden können wir lernen, dass Empathie nicht von allein kommt. Sie braucht Würdigung als wünschenswerte Qualität, Entwicklung und Pflege. Sie rührt aus einem empathischen Menschen- und Weltbild her und bedingt ärztliche Selbsterkenntnis und Selbstreflexion. „Heilig und rein" versteht sich in diesem Sinne als ein Lernprozess, die eigenen „blinden Flecken" kennenzulernen, sich mit den Strukturen und Mustern der eigenen Persönlichkeit vertraut zu machen und auseinanderzusetzen und die eigenen Wunden und Verletzungen anzuschauen und zu heilen. Diese Herzensbildung ist seit den Zeiten der Aufklärung und der materialistischen Ausrichtung von Wissenschaft und Gesellschaft stark vernachlässigt worden. Mittlerweile zweifelt niemand mehr ernsthaft neben der vertrauten objektiven Perspektive an der gleichrangigen Wichtigkeit von Subjektivität und Intersubjektivität, an der Wirksamkeit von Beziehung und Bewusstsein, sodass die ärztliche Haltung als Wert umso deutlicher hervortritt.

Im Spannungsfeld der Machbarkeit

In den vergangenen Jahren ist angesichts einer immer größeren Machbarkeit in der Medizin das Thema Ethik verstärkt in die (auch öffentliche) Diskussion geraten. Wollen und dürfen wir das, was machbar ist, auch machen? Lassen sich die Konsequenzen unseres Tuns noch überschauen und dem zuvor: Wollen wir die Konsequenzen bestimmter Machbarkeit? Themen wie Embryonenforschung, Klonen, Leihmutterschaft, In-vitro-Fertilisationen, Lifestyle-Medikamente, Umgang mit Wachkoma-Patienten oder Grenzen der Intensivmedizin haben inzwischen einen festen Platz in der öffentlichen Diskussion. Zahlreiche Ethikkommissionen an Krankenhäusern und Universitäten stehen vor der Herausforderung, ethische Standards und Rahmenbedingungen für Forschung, Diagnostik und Therapie zu geben. Treten diese Gremien zusammen, wird schnell deutlich, dass solch essenzielle Fragestellungen sehr unterschiedlich gewertet und beantwortet werden können – je nach Position und Hintergrund der Personen, die dazu Stellung nehmen. Allein schon die Frage, wann das Leben eigentlich beginnt, scheidet christliche und jüdische Ansichten. Nach jüdischem Recht sind Embryonen im frühen Stadium zur Forschung freigegeben, da nach der einschlägigen religiösen Auffassung ein Embryo im Vier- oder Sechzehnzell-Stadium noch nicht mit bloßem Auge erkennbar und auch noch nicht im Mutterleib ist, und aus diesem Grund weder existiert, noch lebt.[34]

Die Wichtigkeit einer Bioethik hat vor einigen Jahren die UNESCO-Generalversammlung in einer „Welterklärung zu Bioethik und Menschenrechten" unterstrichen, die ethische Prinzipien für wissenschaftliche und medizinische Versuche am Menschen aufstellt. Demnach sind internationale Standards erforderlich, weil die biomedizinische Forschung bei ihren Experimenten mit Embryonen, Stammzellen, Organen und menschlichem Gewebe keine Grenzen hat. Zum Hauptprinzip erklärte die UNESCO den Vorrang der Interessen und des Wohlergehens des Einzelnen vor den Interessen der Wissenschaft oder Gesellschaft.[35] Besonders strengen Kriterien sind in dieser ethischen Fragestellung auch Tierversuche für die kosmetische Industrie oder Experimente für Lifestyle-, Selfimprovement- oder Neuro-Enhancement-Medikamente und -Therapien unterworfen. Ethische Kriterien sind jedoch nicht nur im diagnostischen oder im therapeutischen Bereich vonnöten, sondern genauso in der Ausbildung. Ist es, um nur ein Beispiel zu nennen, nötig, dass jeder

Medizinstudent in Präparierkursen Leichen präpariert. Anatomiekenntnisse könnten ebensogut durch Demonstration im Hörsaal vermittelt werden, und die klinisch notwendigen Präparationstechniken der fachärztlichen Ausbildung könnten dann der Pathologie oder der Chirurgie vorbehalten sein. Die Präparierkurse scheinen ein anachronistisches Relikt aus einer Zeit der Mutprobeninitiationen zu sein (hier beweist sich, wer sich für den Beruf eignet) und ist in dieser Form nur als Ausdruck des materiellen Paradigmas möglich, das den Menschen als nichts weiter als eine Ansammlung von Zellen und Molekülen versteht.

Suche nach einem ethischen Konsens

Diskussionen über ethische Fragen werden im Allgemeinen aus religiöser, philosophischer, ärztlicher, psychologischer oder normativer Sicht der Gesellschaft geführt. Dies führt zu einer Vielfalt von Perspektiven, was hilfreich ist, solange sich die Diskussion nicht dogmatisch verhärtet und auf bloßes Rechthaben oder Unrechthaben einengt. Jede Gesellschaft versucht, einen normativen Konsens zu erreichen, an dem sich die Menschen orientieren können und der als verbindlich gilt. Er ist das notwendige Regulativ für die Abläufe des Miteinanderlebens. Kaum jemand möchte beispielsweise Gewalttäter oder Betrüger ungeahndet lassen. Konsensfindung geschieht immer wieder von Neuem, denn ein Konsens kann kein statisches Konstrukt sein, das für immer gilt, sondern muss sich aus dem lebendigen zwischenmenschlichen und gesellschaftlichen Austausch und Dialog immer wieder verändern, um sich an die jeweiligen Entwicklungen in Gesellschaft, Kultur, Medizin und Wissenschaft anzupassen.

Die zentrale Frage scheint mir zu sein: Wie sehr kann unser ethisches Fundament noch als verbindlich gelten? Ein ethisches Fundament, das in nicht mehr zeitgemäßen christlichen Konzepten der Sünde, der Scham und eines strafenden Gottes verwurzelt ist. Ein ethisches Fundament, das von der Vorstellung ausgeht, dass die Welt und die Lebewesen, die sie bevölkern, getrennte Entitäten sind. Ein

Fundament, das noch immer auf der Prämisse beruht, man könne die Welt, die Wissenschaft und die Medizin rein objektiv beschreiben und manipulieren und dabei den subjektiven Faktor außer Acht lassen, der stets das, was wir betrachten und untersuchen, beeinflusst. Ein Fundament, das weder durch die brutale Ökonomisierung der Welt noch durch die gnadenlose Ausbeutung der Mehrheit der Weltbevölkerung unter dem Deckmantel der „freien Marktwirtschaft" und „Liberalität" erschüttert wird.

Wir müssen uns fragen, nach welchen Maßstäben unsere Gesellschaft leben möchte, ob die krisenhafte Zuspitzung der Lebens-, Arbeits-, Vermögens- und Umweltbedingungen weltweit nicht geradezu eine Neuorientierung erzwingt. Davon wird auch die Medizin betroffen werden. Die Medizin steckt in eben dieser Krise und muss sich selbst heilen, um den Menschen so optimal wie nur möglich zu dienen. Die ethischen Maßstäbe müssen sich zwangsläufig und grundlegend ändern, wenn das Bewusstsein unseres Verbundenseins miteinander und mit unseren Lebensräumen wächst. Wenn wir erleben, wie jedes Tun und jeder Eingriff in die Welt sich ganz offensichtlich auf das Ganze auswirkt, im Großen wie im Kleinen. Muss nicht die Tatsache, dass „hinter" der materiellen Welt ein grenzenloses, zeitloses Feldgeschehen als alles verbindende Seins- und Lebensgrundlage existiert, an dem jeder und jede untrennbar Teil hat, das durch den menschlichen Geist beeinflusst und mitgesteuert wird, den Umgang miteinander und unsere ethischen Einstellungen verändern? Alles, was gedacht und gewollt wird, bereits jede Intention hat Auswirkungen auf dieses Feld und damit auf das Ganze. Achten wir besser auf unsere Gedanken und Überzeugungen; sie haben große Chancen, sich zu realisieren – vor allem die kollektiven.

Die Beantwortung der Frage, welche ethischen Prämissen aus der anstehenden Neuorientierung hervorgehen, erfordert einen grundlegenden Dialog über eine universelle Ethik, die die unterschiedlichen Perspektiven, Positionen und Bedürfnisse unserer Gesellschaft und der Weltgesellschaft ohne fundamentalistische

Ausgrenzung aufnimmt und berücksichtigt. Andernfalls wird die Globalisierung immer weiter egozentrischen Wildwuchs produzieren – und keine Welt der Verbundenheit. Ethik ist nicht nur ein gesellschaftliches Problem, sondern sie beginnt bei jedem einzelnen von uns. In großen wie in kleinen Fragestellungen.

Ethik in der ärztlichen Ausbildung und Praxis

An verschiedenen Universitäten in Deutschland, beispielsweise in München, Tübingen, Erlangen, Ulm, Bonn oder Bochum, ist das Thema Ethik inzwischen auch in der Ausbildung angekommen. Auf freiwilliger Basis werden Ethikseminare für Studenten angeboten. Häufig sind sie an christlicher Ethik und philosophischer Theorie ausgerichtet und werden nur von wenigen Studenten wahrgenommen. An der Universität Halle gibt es seit dem Jahr 2005 einen eigenen Studiengang „Medizin-Ethik-Recht“ mit Bachelor-Abschluss für Absolventen mit einem abgeschlossenen Hochschulstudium in Medizin, Theologie oder Rechtswissenschaften. Ziel des Studiengangs ist es, „vertiefte Kenntnisse in medizinethischen, bioethischen und rechtlichen Fragestellungen unter Einbeziehung der medizinischen Praxis zu vermitteln. Es soll die Wechselwirkung der Fachgebiete interdisziplinär gelehrt und unter Bezug auf medizinische und gesundheitspolitische Probleme durchdrungen werden.“[36] Diese Entwicklung der vergangenen Jahre zeigt, für wie dringlich es erachtet wird, den Fokus auf die ärztlich-medizinische Ethik zu richten, wenngleich das Thema noch längst nicht im Mainstream der Universitäten angekommen ist. Die Auseinandersetzung mit den Wertefragen wird jedoch immer noch überwiegend den Vertretern der Amtsreligionen, der Philosophie und den Juristen überlassen.

Ärzte eignen sich im Verlauf ihrer Ausbildung zum größten Teil auf intellektuelle Weise medizinisches Wissen an, das es dann anzuwenden gilt und das unablässig aktualisiert werden muss. Ärzte werden jedoch kaum darin ausgebildet, ihre Herzqualität zu entwickeln. Gemeint ist die Herzqualität, von der schon weiter oben im Zusammenhang mit dem Hippokratischen Eid die Rede war. Herzqualität meint unter anderem die Fähigkeit, in Beziehung zu Patienten und zu Kollegen treten zu können, Gefühle wahrnehmen, zulassen und damit umgehen zu können, die Kranken mit Empathie in ihren schwierigen Situationen begleiten zu können.

Ärztliche Ethik gründet in der Liebe zum Menschen und in einem unbedingten Willen, dem anderen helfen zu wollen. Sie drückt sich in Achtung und Respekt, in Zuwendung zum kranken Menschen und in Wertschätzung aus. Die Sicht auf den Patienten und der Umgang mit ihm verändern sich grundlegend, wenn man erkennt, wie sehr man ihm selbst ähnlich ist. Ein solches Erleben kann zu einer transformierenden Erkenntnis der Verbundenheit werden und ein tragfähiges Bündnis für den Heilungsprozess entstehen lassen. In dieser natürlichen, empathischen Haltung (► S. 128), können wir auch dem objektiven medizinischen Wissen seinen Platz zuweisen. Es steht dann in einem lebendigen Bezug zum konkreten Menschen, zu seiner Lebenssituation, seinen Möglichkeiten, seinen Einstellungen und zu seinem Wollen oder Verweigern. Die medizinischen Maßnahmen werden dann nicht mehr länger, die Patienten nötigend, einfach nur verordnet, sondern medizinische Überzeugungen und Notwendigkeiten werden in einer zwischenmenschlichen Art und Weise vermittelt. So werden die Patienten über den *gegenwärtigen* Stand der Medizin unterrichtet; und diese Informationen können nunmehr mit den Bedürfnissen der Patienten, mit *ihren* Notwendigkeiten und Einstellungen abgeglichen, angenommen oder verworfen werden. So kommt der Patient in die eigene Verantwortung und Kompetenz und wird darin gesehen und ernst genommen – und wenn er sich gegen eine ärztliche Maßnahme entscheidet, ist es nicht an uns Ärzten, ihn dafür zu verurteilen, sondern ihm mit umso größerer Sorgfalt und Empathie zu helfen, seinen eigenen Weg zu finden und ihn zu begleiten.

Ethik in diesem Sinn verurteilt und bewertet niemanden – sie lässt Raum und Geist offen, in Respekt und Achtung vor der Kompetenz und Einzigartigkeit des anderen. Jenseits von allem Pro und

Kontra in ethischen Fragen, jenseits von allen ethischen Konzepten und Positionen ist „das Infragestellen von gewohnten Gewissheiten, das Heraushören leiser Zwischentöne aus dem menschheitsgeschichtlichen und transkulturellen ‚Hintergrundrauschen', die kritische und vor allem wissenschaftskritische Auseinandersetzung mit den vorherrschenden Menschen- und Weltbildern" notwendig, wie es der Leiter des medizinhistorischen Instituts der Universität Bonn, Heinz Schott, ausdrückt.[37] Angesichts des Wenigen, was wir wirklich wissen, relativiert sich auch auf medizinischer Ebene die Frage nach richtig und falsch. Wissen wir tatsächlich, was einem Menschen geholfen oder geschadet hat? Ist jemand trotz ärztlicher Intervention gesund geworden oder hat eine Erkrankung einen negativen Verlauf genommen, weil ärztliche Hilfe nicht angenommen wurde? Wir können als Ärzte unsere Patienten nur nach bestem Wissen und Gewissen behandeln. Das bedeutet, das Gelernte anzuwenden, und es auch immer wieder infrage zu stellen. Trotz Leitlinien-Diagnostik und -Therapie liegt es doch immer noch im Ermessen des einzelnen Arztes, einen individuellen, an den Patienten angepassten Weg einzuschlagen. Und dieser Weg öffnet sich in einem offenen, empathischen Geist, der dem Patienten entgegengebracht wird.

Ethik in medizinischen Grenzsituationen

Bei schweren, existenziellen Krankheiten und in medizinischen Grenzsituationen stellt sich die Frage nach der Ethik noch einmal drängender. Alle medizinisch Verantwortlichen sind hier herausgefordert, und die Berücksichtigung des Patientenwillens tritt noch mehr in den Vordergrund. Wie soll man sich als Arzt oder Sanitäter verhalten, wenn man zu einem betagten Menschen mit einem Herzstillstand gerufen wird? Die wenigen ersten Minuten entscheiden über den Erfolg oder Misserfolg einer Reanimation. Doch was wissen die Retter zu diesem Zeitpunkt über diesen Menschen – über seinen Lebenswillen, seine soziale Einbettung oder seinen Gesundheitszustand? Reanimieren oder nicht? Ab wann und unter welchen Umständen hat ein Mensch das Recht auf einen natürlichen Tod? Wie und auf welcher Grundlage sind diese Fragen zu entscheiden?

Wird jemand nur noch mit Maschinen künstlich am Leben gehalten, stellt sich die Frage, wie lange das richtig und verantwortbar ist. Und sollte er wieder von den Maschinen loskommen, weil seine Vitalfunktionen wieder angesprungen sind, kann man nicht im Voraus wissen, ob er je wieder in ein eigenständiges Leben zurückfinden oder kaum über ein Vegetieren hinauskommen wird. Wo liegt die Grenze für ein lebenswertes Leben? Wer entscheidet, ob die Maschinen abgeschaltet werden oder nicht, wenn keine Patientenverfügung vorliegt? Und nach welchen Kriterien lässt sich ermessen, ob der Patient in dieser jetzt erlebten Situation nicht doch noch mehr am Leben hängt, als er es bei Abfassung der Verfügung für möglich gehalten hätte? Wovon hängt also die Entscheidung ab – von den Ärzten, dem Eindruck des Pflegeteams, von den Angehörigen, von der gesetzlichen Regelung? Und aus welchem persönlichen, familiären, religiösen oder gesellschaftlichen Hintergrund werden diese Entscheidungen getroffen? Wie sicher können wir sein, sie tatsächlich im Interesse des Patienten zu treffen?

Bei allen Bemühungen um objektive Entscheidungskriterien werden doch alle Entscheidungen vor einem persönlichen Hintergrund, aus einem persönlichen Lebenskontext und Wertesystem heraus getroffen. Und persönlich bedeutet relativ. Es gibt immer Motive für eine Entscheidung, und es stellt sich die Frage, ob uns diese Motive bewusst sind oder ob nicht viele unserer Entscheidungen aus dem Unbewussten, aus einem „Gefühl“ heraus, einem Unbehagen, einem Bedürfnis „irgendwie das Ganze zu Ende zu bekommen“ getroffen werden. Möglicherweise trifft der Ehepartner eines Intensivpatienten die Entscheidung, die Maschinen abzustellen und denjenigen sterben zu lassen, in dem Glauben, dem Wunsch des Partners zu entsprechen. Es kann aber auch sein, dass der Angehörige inzwischen am Ende seiner Nerven ist und jede Hoffnung auf Besserung verloren hat. Oder dass ihm die Kraft für diese Belastung ausgeht. Dass er die Schläuche, das Absaugen von Sekreten, die Reglosigkeit des geliebten Menschen, das Krankenhaus oder den pietätlosen Papierkrieg nicht mehr aushalten kann. Alle diese Motive und Beweggründe sind nachvollziehbar und machen die Wirklichkeit des Angehörigen aus, aber wie sieht die Wirklichkeit des Patienten aus?

Im umgekehrten Fall entscheidet sich der Angehörige für das Fortführen der Intensivpflege und der Beatmung – vielleicht in der Hoffnung, dass es im Interesse dieses Menschen liegt. Auch hier stellt sich die Frage, wie sicher man sich seines Motivs sein kann. Wie kann man sicher sein, den anderen nicht deshalb am Leben zu erhalten, weil man selbst nicht loslassen kann, und ist das richtig oder falsch? Mit diesen Fragen werden die Ärzte und das Intensivpflegeteam in gleicher Weise konfrontiert. Wenn sich Ärzte und Menschen in den Heilberufen nicht nur auf äußere Regeln, Richtlinien, unreflektierte Gewohnheiten und Moralvorstellungen (all das beeinflusst die meisten unserer Verhaltensweisen) zurückziehen wollen, dann bedeutet das, eine ethische Grundhaltung zu haben, sich mit sich selbst, mit den eigenen Wertvorstellungen, dem eigenen Menschenbild, den eigenen „blinden Flecken" auseinanderzusetzen. In diesen Grenzsituationen gibt es keine endgültigen Wahrheiten – jede einzelne Situation bringt ihre eigene Wirklichkeit und Wahrheit hervor.

Um unsere tiefer liegenden Motive kennenzulernen und uns die Impulse unseres Handelns oder Unterlassens bewusst zu machen, ist Selbsterkenntnis erforderlich – oder mit anderen Worten: in die Tiefe der eigenen Wahrheit hinabzusteigen. In jedem Menschen existiert eine Wahrheit, die jenseits von Normen, Regeln, Konditionierungen und Gewohnheiten liegt. „Jenseits von richtig und falsch gibt es einen Ort, da werden wir uns treffen", sagt der persische Dichter Rumi. Dieser Ort tieferer Wahrheit mag jedem anders erscheinen – in einer anderen Sprache, in anderen Bildern und Metaphern. Diese ureigenste, innere Wahrheit ist der Standort, von dem aus die ethische Auseinandersetzung und die Haltung authentischer Empathie ihren Ausgang nehmen. Es ist ein Ort jenseits von Richtig und Falsch, von Gut und Schlecht, jenseits der gewohnten Denkstrukturen und Verhaltensweisen.

Wenn es möglich wird, die gewohnten Normen, Werte und Überzeugungen für eine Weile zu suspendieren, dann stellen sich die ethischen Fragen in einem neuen, offenen Geist. Die ungenormte, unkonditionierte Wahrheit im Menschen ist ein innerer Raum der Stille. Alles im Verstand Widerstreitende kommt in der Stille zum Stillstand, zum Ausgleich, zu einem stillen, inneren Frieden. Mit etwas Übung kann jeder in diesen inneren Raum eintreten, in jene Sphäre hinter dem Denken. Dieser stille Innenraum ist vergleichbar mit dem ungeformten, unkonditionierten Hintergrundfeld, das in der modernen Physik als Informations- oder Erwartungsfeld bezeichnet wird, ein Feld aller virtuellen Möglichkeiten, die darauf warten, Wirklichkeit zu werden.

Diese vielen bedrängenden Fragen, die uns aufzeigen, wo wir mit unserem Nichtwissen konfrontiert werden, wo wir neue Antworten suchen, können diesem stillen, gedankenleeren Innenraum überantwortet werden. Die Fragen selbst finden ohne intellektuelles Zutun in diesem ungenormten, ungewerteten und noch nicht gedachten Feld aller Möglichkeiten wie von selbst ihre Antworten. In den entscheidungsschweren Momenten von Grenzsituationen kann es helfen, sich nach innen zu wenden und dort auf Antworten zu lauschen. Sie kommen aus der Mitte jener Herzqualität, die die ungenormte Wurzel tieferen ethischen und empathischen Verhaltens ist.

Anmerkungen

1. C.G. Jung, der Begründer der Analytischen Psychotherapie, nannte die psychischen Anteile, die im Unbewussten liegen, Schattenanteile. Schatten nicht als negative Wertung, sondern im Sinne von „unbewusst". Schatten beinhaltet keine Wertung: Er umfasst unliebsame Eigenschaften wie auch Positives, zum Beispiel bisher verborgene Qualitäten und Fähigkeiten, die das Leben bereichern können. Vgl. Jung C.G.: *Archetyp und Unbewusstes*, Grundwerk Band 2; *Persönlichkeit und Übertragung*, Grundwerk Band 3. Walter, Olten und Freiburg 1984

2. Bauer J.: *Prinzip Menschlichkeit*. Hoffmann und Campe, Hamburg 2006, S. 190 ff.
3. MBSR-Training (mindfulness based stress reduction) nach John Kabat-Zinn. Das wissenschaftlich geprüfte Achtsamkeitstraining besteht aus Meditationen, Atem- und Yogaübungen. Vgl. Kabat-Zinn J.: *Gesund durch Meditation: Das große Buch der Selbstheilung durch MBSR*. Knaur, München 2013
4. Diese Ausbildung wurde vom Autor am Institut für Integrale Medizin entwickelt (weitere Informationen durch das Institut für Integrale Medizin unter www.drplatsch.de)
5. Woolley A.W., Chabris C.F., Pentland A., Hashmi N., Malone T.W.: *Evidence for a Collective Intelligence Factor in the Performance of Human Groups*, Science 2010;330:686–688
6. Berner-Hürbin A.: *Hippokrates und die Heilenergie*. Schwabe, Basel 1997, S. 88
7. Dieser Einfluss wurde in der sogenannten Harvard-Studie evaluiert. Vgl. Russek L.G., Schwartz G.E.: *Perceptions of parental caring predict health status in midlife: A 35-year follow-up of the Harvard Mastery of Stress Study*. Psychosomatic Medicine 1997;59(2):144–149
8. Zitiert nach Platsch K.-D. (Hrsg.): *Medizin und Mitgefühl*. Books on Demand, Norderstedt 2010, S. 75
9. Sinngemäß zitiert nach Gottschlich M.: *Medizin und Mitgefühl*, 2. Aufl. Böhlau, Wien, Köln, Weimar 2007, S. 72
10. Bauer J.: *Prinzip Menschlichkeit: Warum wir von Natur aus kooperieren*. Heyne, München 2008
11. Platsch K.-D.: Entwicklung und Stufen nach heilsamer Anteilnahme, in: Platsch K.-D. (Hrsg.): *Medizin und Mitgefühl*. Books on Demand, Norderstedt 2010, S. 12
12. Vgl. z.B. Kappauf H.: *Wunder sind möglich – Spontanheilung bei Krebs*. Herder, Freiburg 2003
13. A.a.O., S. 63
14. Alle Beiträge des Kongresses sind erschienen in: Kammerer T. (Hrsg.): *Traumland Intensivstation – Veränderte Bewusstseinszustände und Koma*. Books on Demand, Norderstedt 2006
15. „Da ich den Schlaganfall in der linken Hirnhälfte erlitten hatte und mein Bewusstsein beziehungsweise meine Wahrnehmung sich stärker auf die rechte Hirnhälfte verlagert hatte, konnte ich zwar die Wörter nicht verstehen, die die anderen sagten, aber ihr Gesichtsausdruck und ihre Körpersprache sprachen für mich Bände […]. Ich sehnte mich nach einem Ort, wo die Menschen ruhig waren und meinen inneren Frieden schätzten. Wegen meines erhöhten Einfühlungsvermögens konnte ich den Stress bei anderen Menschen überdeutlich spüren. Wenn Genesung bedeutete, dass es mir ständig so gehen würde wie den anderen, war ich nicht daran interessiert." Vgl. Taylor J.B.: *Mit einem Schlag. Wie eine Hirnforscherin durch ihren Schlaganfall neue Dimensionen des Bewusstseins entdeckt*. Knaur, München 2008, S. 107
16. Platsch K.-D.: *Psychosomatik in der Chinesischen Medizin*, 2. Aufl., Studienausgabe. Elsevier/Urban & Fischer, München 2012, S. 44–46

17. Richter-Kuhlmann E.A.: *Bessere Diagnostik durch mehr Redezeit*. Deutsches Ärzteblatt 2004;101(33):A2224 f.
18. Luthe I.: *Für menschliche Zuwendung ist keine Zeit mehr*. Deutsches Ärzteblatt 2010;107 (44):C 1873 f.
19. Richter-Kuhlmann E.A.: *Bessere Diagnostik durch mehr Redezeit*. Deutsches Ärzteblatt 2004;101(33):A2224 f.
20. Shapiro R., Simpson D., Lawrence S.: *A Survey of Sued and Non-Sued Physicians and Suing Patients*. Archives of International Medicine 1989(149):2190–2196
21. Gottschlich M.: *Medizin und Mitgefühl – Die heilsame Kraft empathischer Kommunikation*, 2. Aufl. Böhlau Wien, Köln, Weimar 2007, S. 37
22. Interview mit Jana Jünger: *Patientengespräche – Ärzte richten immer wieder seelische Schäden an*. Spiegel-Online (14.2.2011)
23. Baumgart J.: *Ärzte und informierte Patienten – Ambivalentes Verhältnis*. Deutsches Ärzteblatt 2010;107(51–52):C2173 ff.
24. „Krankheit ist eine existenzielle, alle Seinsebenen des Menschen, die seelische, geistige, körperliche, soziale und spirituelle Ebene durchdringende Störung. ‚Sachlichkeit' ist darauf keine adäquate Antwort." Vgl. Gottschlich, M.: *Medizin und Mitgefühl – Die heilsame Kraft empathischer Kommunikation*. a.a.O, S. 89
25. Zitiert nach: Gottschlich, M.: *Medizin und Mitgefühl – die empathische Kommunikation in der Arzt-Patienten-Beziehung*, in: Platsch K.-D. (Hrsg.): *Medizin und Mitgefühl – Tagungsreihe Medizin und Spiritualität*. Books on Demand, Norderstedt 2010, S. 51
26. A.a.O., S. 54
27. A.a.O., S. 71
28. Platon verstand unter „Gesundmachen das Herstellen ebendiesen rechten Maßes, der rechten Mitte, des Angemessenen." Und mit gutem Grund gehen „Medizin" und „Meditation" auf eine gemeinsame etymologische Wurzel zurück., vgl. a.a.O., S. 38
29. „In einer gestörten Arzt-Patienten-Beziehung geht auch für den Arzt mehr verloren als die mögliche Kooperationsbereitschaft des Patienten. Verloren geht nämlich auch für den Arzt die Chance, jener eigenen, inneren, in der Regel tabuisierten Verwundung, also dem eigenen kranken Anteil zu begegnen […]. Die Dauerkonfrontation mit dem Leiden und Sterben hinterlässt bei allen Beteiligten der sogenannten ‚heilenden Berufe' tiefe emotionale Spuren – sie ist eine ständige unliebsame Erinnerung an das eigene Leiden und Sterben, die man zu verdrängen sucht. Die Tabuisierung der eigenen Verletzbarkeit wirkt sich aber – so verständlich dieser Vorgang der Verdrängung angesichts eines Meeres an Leid und Unglück auch sein mag – negativ auf das ärztliche Kommunikationsverhalten aus.", ebda S. 62 f.
30. A.a.O., S. 72
31. „Die wahrhafte kommunikative Beziehung verhilft dem anderen also, sich nicht nur nach außen hin als ‚Thema', als ‚medizinisches Thema', darzustellen, sondern das Sein dahinter, das Selbst des Patienten, das Selbst des Leidenden, ja des Sterbenden erkennbar werden zu lassen.", a.a.O., S. 58

32. Als Ärzte können wir den Patienten helfen, in eine tiefere Kommunikation mit sich selbst, mit ihren tieferen, oft verborgenen Wünschen, Bedürfnissen, ihrem tieferen Wissen in Verbindung zu treten, was ihnen im Zusammenklang und in Ergänzung mit den medizinischen Aspekten ihrer Krankheit eine umfassendere, und in der Qualität menschlichere, eigene Orientierung bieten kann.
33. Übersetzt nach Berner-Hürbin A.: *Hippokrates und die Heilenergie*. Basel, Schwabe 1997, S. 410 ff.
34. Gerlof H.: *Die Frage, wann Leben beginnt, wird im jüdischen Glauben ganz anders beurteilt als im Christentum*. Ärztezeitung-Online vom 6.7.2001 (www.aerzte-zeitung.de)
35. Mitteilung zur „Welterklärung zur Bioethik der UNESCO" in der Ärztezeitung-Online (www.aerztezeitung.de) vom 21.10.2005
36. Veröffentlichung des Interdisziplinären Zentrums Medizin – Ethik – Recht an der Martin-Luther-Universität Halle-Wittenberg (www.mer.uni-halle.de/m_mel)
37. Schott H.: *„Ethik des Heilens" versus „Ethik der Menschenwürde"*. Deutsches Ärzteblatt 2002;99(4):A 172 ff.

6 Aufbruch in eine neue Medizin

Klagen wir nicht über die Unvollkommenheit der Welt!
Gehen wir daran, sie besser und glücklicher zu machen.
Und redlich ist es, mit dem Bessermachen bei sich,
mit dem Glücklichmachen bei den anderen anzufangen.

Gertrud Prellwitz

►

Die Entwicklung der Medizin im Spiegel der Bewusstseinsentwicklung des Menschen

In diesem abschließenden Kapitel geht es darum zu zeigen, wie wir die zuvor beschriebenen Qualitäten einer neuen Medizin in der Praxis entwickeln können. Die neue Ebene, auf der wir möglicherweise die gegenwärtige Krise der Medizin überwinden können, ist in erster Linie eine Bewusstseinsebene. Dass sich ein solches neues Bewusstsein entwickeln kann, setzt die Bereitschaft voraus, sich bewusst mit den Fragen nach Verbundenheit und Ganzheit auseinanderzusetzen, die das persönliche, egozentrische Interesse und Wohlergehen überschreiten. Viele Menschen in unserer Gesellschaft spüren die Richtung, die es einzuschlagen gilt. Nun geht es darum, das diffuse Erahnen in einen gelebten, bewussten Prozess der Erkenntnis und Erfahrung zu transformieren. Um ein solches Bewusstsein zu schaffen, ist es zunächst einmal nötig, die Gesetzmäßigkeiten der Entwicklung von Bewusstsein kennenzulernen, um all das, was unsere Medizin ausmacht, von ihrem Ursprung bis jetzt, erkennen, annehmen und integrieren zu können. Wenn man weiß, wo man herkommt und wo man in der Gegenwart steht, dann ist der Weg für den nächsten Entwicklungsschritt bereits gebahnt. Das gilt für jeden Einzelnen, für die Gesellschaft wie für die Medizin.

Mehr als 100 namhafte Entwicklungspsychologen haben in ihren Arbeiten die Entwicklung des individuellen und kollektiven menschlichen Bewusstseins beleuchtet und sind zu erstaunlich vergleichbaren Ergebnissen gekommen. Unterschiedliche Ausformungen und Facetten von Bewusstsein wurden inzwischen beschrieben und erforscht: das kognitive Bewusstsein von Michael Commons, Francis Richards und Jean Piaget; Bewusstsein im Sinne menschlicher Werte von Clare Graves und Jenny Wade; Ordnungen des Bewusstseins von Robert Keagan, Ich-Identitäten von Jane Loevinger und Susanne Cook-Greuter; Weltsichten von Jean Gebser und Stufen des Glaubens von James Fowler. In der Zusammenschau dieser unterschiedlichen Perspektiven verwende ich im Folgenden das System der Spiral Dynamics® (► Abbildung 6.1), das auf der Basis der Arbeiten von Clare Graves entstand und von Don Beck und Christopher Cowan weiterentwickelt wurde, und dessen Bedeutung bereits der US-amerikanische Philosoph Ken Wilber in seinem umfassenden Werk zur integralen Theorie (► S. 85) herausgestellt hat.

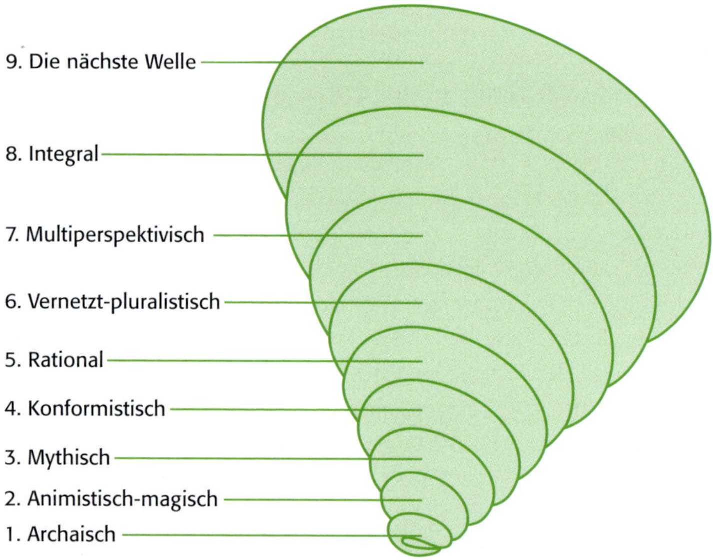

Abb. 6.1 Die Spirale der Entwicklung (modifiziert nach Beck und Cowan 1995[1])

Jede Entwicklungsstufe des menschlichen Bewusstseins spiegelt sich in der Gesellschaft, im Einzelnen und letztlich auch in der Medizin dieser Gesellschaft wider.

Die sechs Wellen der personalen Bewusstseinsentwicklung

Die ersten sechs Bewusstseinswellen entsprechen der personalen Ich-Entwicklung und reflektieren damit den jeweiligen Bewusstseinszustand der Gesellschaft und die Entwicklung der Medizin der jeweiligen Epoche.

Das archaische Bewusstsein

Der Mensch begann in den frühen Gesellschaften auf einer archaisch-instinktiven Ebene bewusst zu werden. In jener Epoche ging es ums reine Überleben. Das Bewusstsein war ausgerichtet auf Nahrungsaufnahme, Fortpflanzung und Großziehen der Nachkommen. Ein sich selbst erkennendes Selbst (Ich-Identität) gab es mutmaßlich nicht. Das Miteinander in den Beziehungen muss man sich als unbewusst symbiotisch vorstellen. Das Lebensbewusstsein beschränkte sich weitgehend auf ein vegetatives, sensomotorisches Funktionieren.

In der Entwicklungsforschung korrelieren diese Einschätzungen sehr gut mit der Entwicklung des Säuglings, der sich ebenfalls auf einer „archaischen" Bewusstseinsstufe befindet. Dieselbe Form reduzierter Bewusstheit kann am Lebensende in Senilität und Demenz wieder auftreten. Auch die fortgeschrittene Alzheimer-Krankheit vermittelt ein solches Bild.

Ob es in dieser frühen gesellschaftlichen Entwicklung eine Form früher Medizin gab, ist ungewiss.

Das animistisch-magische Bewusstsein – Anfänge der magisch-schamanistischen Medizin

In der weiteren Entwicklung schlossen sich die frühen Menschen zu größeren Lebensgemeinschaften und ethnischen Stämmen zusammen, die auf Verwandtschaft beruhten. Das Denken nahm animistisch-magische Züge an. Die Welt schien durch Geister belebt zu sein. In jedem Baum und Stein war ein Geist, jeder verstorbene Ahn ging ein in eine Geisterwelt. Es gab kein isoliertes Ich-Bewusstsein, wie wir es heute kennen, sondern der Einzelne lebte gänzlich mit dem Stamm und identifizierte sich mit dem Stammesleben.

Anteile dieser gesellschaftlichen und individuellen Entwicklungsstufe finden sich noch heute in unserem Hang zum Magischen. In der Medizin werden noch immer – meist unbewusst – unzählige Rituale und magische Verhaltensweisen gelebt und kultiviert wie zum Beispiel das Tragen eines weißen Kittels (Weiß als Farbe der Reinheit, des Heiligen und des Heilens) oder das Ausstellen eines Rezeptes mit den Worten „Das wird Ihnen helfen" oder das beruhigende Auflegen der Hand, um den Schmerz einer Verletzung zu lindern. Die Patienten sind ihrerseits für magische Handlungen und Rituale empfänglich, weil das animistisch-magische Bewusstsein noch in ihnen verankert und seit Jahrtausenden fest mit der Erfahrung von Heilung verbunden ist. Nicht selten geschieht es, dass Ärzte beispielsweise an einer Chemotherapie festhalten, obwohl sie den betreffenden Patienten längst aufgegeben haben, weil es neben anderen Beweggründen für sie und den Patienten unbewusst darum geht, das Ritual zu Ende zu führen.

In der Placeboforschung wird solchen Zusammenhängen wie Heilungserwartung und Heilerprojektionen inzwischen unter wissenschaftlichen Aspekten nachgegangen, und es zeichnet sich ab, dass damit ein unermesslicher Wissensschatz auf die Medizin zukommt, der die Behandlung der Patienten erweitern und revolutionieren wird.

In der animistisch-magischen Bewusstseinsentwicklung der frühen Ethnien entwickelten sich die ersten Formen schamanistischer Medizin. Die Medizinmänner und -frauen waren imstande, die Verbindung zur „anderen" Welt, der Welt der Geister und Ahnen, herzustellen, um Krankheiten, die man als Ausdruck von Verwünschung, „Seelenverlust" oder der Wirkung böser Geister ansah, heilen zu können. Auch heute gibt es in Kulturen, die nicht durch eine Zeit der rationalen Aufklärung gegangen sind, Ethnien, die schamanistische Medizin praktizieren. Magische Rituale, das Ansprechen des Menschen auf einer phylogenetisch alt-vertrauten, geistig-magischen Ebene kann auf sehr kraftvolle Weise die inneren Selbstheilungskräfte des kranken Menschen aktivieren und zur Entfaltung bringen. Je nach kultureller Akzeptanz können Schamanen tief greifende Heilerfolge erzielen. Sie geschehen in der Regel auf einer psychischen Ebene – einer frühen Form von „Tiefenpsychosomatik“ mit magischen Mitteln. Die symbiotische, allerdings eher unbewusste Art der animistisch-magischen Einheit in der schamanistischen Medizin erscheint vielen Menschen ganzheitlich. Der schamanistische Zugang zur Medizin ist deshalb in bestimmten Kreisen westlicher Menschen heute en vogue. Hierbei scheint eine alte Sehnsucht nach dem eigenen magischen Erbe in Resonanz zu kommen. Diese magische Seite kann in bestimmten Fällen durchaus sehr nützlich für die Heilung sein (möglicherweise auch im guten Placebo-Sinne). Die schamanistische Medizin kann sich als prärationales Herangehen jedoch nicht ganzheitlich nennen, weil zur Ganzheitlichkeit die gesamte Entwicklung unseres Bewusstseins gehört – und damit auch der rationale Verstand und die Bewusstseinsbereiche, die dann erst über den Verstand in eine bewusste Wahrnehmung von Ganzheitlichkeit hinausgehen. Dennoch können wir heute nur staunen angesichts der Leistung unserer Vorfahren vor Tausenden von Jahren, die unter für uns kaum vorstellbaren Lebensbedingungen bereits die Grundlagen legten für das, was wir heute als Heilkunde bezeichnen.

Das mythische Bewusstsein – frühe Formen der Chirurgie und Wundversorgung

Die Spirale der Bewusstseinsentwicklung entfaltete sich weiter in eine mythische Stufe des Bewusstseins (► Abbildung 6.1). Der Mensch beginnt eine erste Form von Identiät zu entwickeln, eine, die sich vom Stamm unterscheidet. Die als allmächtige Kraft empfundene Einheit allen Seins, zu der auch das Individuum im Einssein mit dem Stamm zählte, wird nun auf etwas außerhalb des sich selbst erkennenden Individuums übertragen: auf die große Mutter, den großen

Vater oder die Macht der Götter. Auf diese Weise entstanden die Mythen der Welt, deren große Leistungen darin bestanden, die unterschiedlichen und durch Blutsverwandtschaft (und Erbfeindschaft) gekennzeichneten Stämme durch eine große Idee – den Stammesmythos – zu einen.

In dieser Zeit der Menschheitsgeschichte, in der feudale Machtkämpfe ausgefochten wurden – und hier reicht unsere Menschheitsvergangenheit für jeden schmerzlich sichtbar bis in die Gegenwart –, war die sich entwickelnde Medizin mit der Versorgung von Kampf- und Kriegswunden konfrontiert. Die Anfänge der Chirurgie und Wundversorgung reichen in diese Epoche zurück.

Das konformistische Bewusstsein – Beginn der Schulmedizinen weltweit

Allmählich entwickelte sich in der Menschheit ein konformistisches und konkret-operationales Bewusstsein. Konformistische Regeln und Ordnungen gaben dem Leben Sinn, Richtung und Zweck. Absolutistische Wahrheitsansprüche tauchten auf, nach denen sich Richtig und Falsch unverrückbar voneinander scheiden ließen. Auf diesem geistigen Boden entwickelten sich die Nationen des Altertums.

In der Medizin entstand mit der Frage nach einer richtigen und einer falschen Medizin eine völlig neue Perspektive. Wo zuvor schamanistische Heiler ihre Heilkunst an die nächste Generation weitergaben, eine Heilkunst, die vor allem aus dem Reich der Intuition und Rituale und dem Wechseln zwischen den Bewusstseinswelten des Alltags und der animistischen Geisterwelt schöpfte, entwickelten sich jetzt erstmals Medizinsysteme und -kulturen, denen bestimmte medizinische Konzepte und Konventionen zugrunde lagen, die aus dem Herrschaftsmythos und aus einer erfahrungswissenschaftlichen Sicht abgeleitet wurden. Die neuen Medizinsysteme versuchten, Aberglauben und Magie auszumerzen und ihre gesammelten Erkenntnisse der Heilkunst zu kompilieren und zu einer „Schulmedizin“ weiterzuentwickeln, einer Medizin, die gelehrt werden konnte.

Es entstanden Vorstellungen darüber, wie Krankheiten entstehen, Krankheitsbilder und deren Behandlungen wurden geordnet und systematisiert.

Beispiele für den Beginn der Schulmedizin sind die hippokratische Medizin des Abendlands, deren Lehrgebäude, das Corpus Hippokratikum, noch heute erhalten und bekannt ist. Zeitgleich entstand in Asien auf dem Boden der konfuzianischen und daoistischen Philosophie die chinesische Medizin. Beide Medizinsysteme entstanden etwa 500 Jahre vor unserer Zeitrechnung, und zwar unabhängig voneinander, was man als einen Hinweis auf ein sich über die Grenzen von Kontinenten entwickelndes neues Bewusstseins und auf neue Denkmöglichkeiten verstehen kann. Die medizinischen Prämissen waren nicht atomistisch-molekular. Diese Kenntnisse standen noch nicht zur Verfügung. Jedoch verfügten die alten Medizinkulturen des asiatischen und des abendländischen Raums über ein profundes Wissen um die energetischen Grundlagen und Beziehungen von Gesundheit und Krankheit – eine Wissen, das heute weitgehend in Vergessenheit geraten ist und von der heutigen, modernen Medizin nach wie vor ignoriert und diskreditiert wird.

Das rationale Bewusstsein – das materiell-mechanische Paradigma der modernen Medizin

Das konformistische Bewusstsein hielt sich viele Jahrhunderte lang bis ins Mittelalter und prägte Denken, Kultur und Gesellschaften in großen Teilen der Welt. Erste Anfänge eines rationalen Bewusstseins tauchten vor etwa 2000 Jahren auf, beginnend in einzelnen Individuen als Speerspitze der Evolution. Erst wenn immer mehr Menschen einer Gesellschaft in ein neu anbrechendes Bewusstsein eintreten, wird es zum Mainstream-Bewusstsein. Das geschah für das rationale Bewusstsein mit dem Ausklingen des späten Mittelalters – das konformistische Bewusstsein wurde durch die Entwicklung eines Bewusstseins der rationalen Vernunft abgelöst. Im Zeitalter der Aufklärung rückte die Bedeutung des Individuums immer mehr in den

Vordergrund. Die Welt wurde „entmystifiziert", wiederum alter (jetzt mythischer) Aberglaube über Bord geworfen. Im Zeichen des neuen vernunftbestimmten Selbstbewusstseins wurde die Welt als eine gut geölte Maschine im Dienste des Menschen betrachtet, die vollständig rational erfassbar und beherrschbar sein muss. Eine auf rationalen Prämissen basierende empirische Wissenschaft entstand, die sich bis heute rasant weiterentwickelt hat und in ihren Grundzügen weiterhin gültig ist. In dieser Wissenschaft werden Materie und Geist als voneinander getrennt und Materie als ultimativer Baustein des Universums betrachtet (Materialismus).

Die Wissenschaft dieses Zeitgeistes war und ist operational und mechanistisch. Ihr verdanken wir die immensen Erfolge und den großartigen Fortschritt der modernen Welt, einschließlich der modernen Hochleistungsmedizin, der die Menschen, die in den Genuss dieser Medizin kommen, eine Verlängerung unserer Lebenserwartung um Jahrzehnte verdanken.

Im Licht des rationalen Bewusstseins der modernen Welt hat sich die heute als Mainstream etablierte, klassische westliche Schulmedizin entwickelt, die entsprechend dem Maschinenmodell auch den Menschen als Maschine betrachtet, die es zu reparieren und sogar zu optimieren gilt (zum Beispiel durch Lifestile-Medikamente oder Neuro-Enhancement). Ihre rein materiellen Prämissen haben allerdings dazu geführt, dass die moderne Medizin das Verständnis für das Leben als Ganzes verloren hat – vor allem in der Trennung von Geist und Materie, von Subjekt und Objekt, von Befinden und Befund und in dem Verlust des Wissens über die energetischen und immateriellen Ebenen des Menschen und der Medizin. Diese Umstände werden weitgehend ignoriert – trotz unzähliger Befunde und Studienergebnisse, die in diese Richtung weisen: Was nicht sein darf, das kann nicht sein.

Die moderne Schulmedizin braucht dringend wieder den Anschluss an ihre eigene Vergangenheit und damit an ihre Zukunft. Sie darf nicht länger ihre Wurzeln ignorieren und die magischen und energetischen Ebenen verdrängen. Es ist notwendig, diese Ebenen in einer neuen Ganzheit und Bewusstheit anzuerkennen und zu integrieren und sie in eine angemessene neue Form zu transzendieren. Dieselbe Offenheit braucht die klassische materiell-orientierte Medizin auch in Richtung Zukunft.

Das Bewusstsein der vernetzten Welt – pluralistische Formen der Medizin

Die Hauptmerkmale dieses in den jüngsten Jahrzehnten emergierten, neuen Bewusstseins von Vernetzung sind die Anerkennung der Wirklichkeit und Wichtigkeit menschlicher (Ver-)bindungen und das Auftauchen von Wertgemeinschaften. Die Welt wird weniger materiell und bis ins kleinste Detail aufgeschlüsselt und isoliert wahrgenommen, sondern als eine soziale Konstruktion der Wirklichkeit. Die einseitige, rein objektive, empirisch-wissenschaftliche Wirklichkeit geht in eine multiperspektivische Sichtweise der Dinge über. Alle Erscheinungsformen stehen je nach Perspektive relativ zueinander. Es geht nicht um ein ausschließliches Richtig oder Falsch, Ja oder Nein, sondern um ein integrierendes Sowohl-als-Auch. Strenge Hierarchien werden abgelehnt und Fürsorge, Bindung, Vernetzung und liebevolles Sorgen für die Mitmenschen und die Erde treten mehr in den Vordergrund.

In der Medizin finden seit einigen Dekaden entsprechende Entwicklungen statt, die jedoch oft misstrauisch beäugt und als Randphänomene der Mainstream-Medizin abgelehnt werden. Zu diesen Entwicklungen gehört die integrative, ganzheitliche Medizin, die man als ein Miteinander von klassischer Schulmedizin und Komplementärmedizin versteht. Dazu gehören ebenso die Entwicklung der humanistischen Psychologie, die klientenzentrierte Gesprächsführung nach Carl R. Rogers und die Salutogenese nach Aaron Antonovsky, um nur einige Vertreter zu nennen. Nach der einseitigen Ausrichtung des rationalen Paradigmas auf Objektivität treten auf dieser Bewusstseinsstufe der Vernetzung und menschlichen Bindungen die phänomenologischen und sozialen Wissenschaften und die Bedeutung der subjektiven Ebene in der Medizin in den Vordergrund (▶ S. 84 ff.).

Resümee zu den ersten sechs Wellen der Bewusstseinsentwicklung

Es ist ein fataler Irrtum, der auf jeder einzelnen Entwicklungsstufe dieser ersten sechs Wellen der personalen Bewusstseinsentwicklung (▶ Abbildung 6.1) anzutreffen ist, zu glauben, sie wäre der ultimative Gipfel und krönende Endpunkt der Entwicklung. Das Wesen der Evolution besteht darin, nie abgeschlossen zu sein und stets voranzuschreiten, was die heutige Mainstream-Medizin vor große Herausforderungen stellt. Es ist deshalb dringend erforderlich, sich auch den neuen integrativ-pluralistischen, multiperspektivisch-systemischen und integralen Perspektiven zu öffnen. Gesehen auf das gesamte Spektrum ihrer Entwicklung erhält eine neue ganzheitliche Medizin durch die Integration ihrer Wurzeln und durch die Öffnung für anstehende und kommende Perspektiven ihre eigentliche Bedeutung und wird damit von umso größerem Wert und Nutzen für die Menschen sein.

Transpersonale Bewusstseinsentwicklung

Zurzeit steigt ein völlig neues Bewusstsein auf, das die ersten sechs Wellen der personalen Bewusstseinsentwicklung und letztlich das persönliche Ich überschreitet. Es markiert einen Quantensprung in der menschlichen Evolution.

Das neue Bewusstsein ist dadurch gekennzeichnet, dass der Mensch über seinen Ich-Bezug hinaustritt und von dort aus neu auf sich und die Welt schaut. Von diesem Bewusstseinsort aus wird er sich der gesamten Spirale seiner Bewusstseinsentwicklung (▶ Abbildung 6.1) bewusst. Er kann sie als in ihm selbst existierende Stufen der Entwicklung wahrnehmen, sie integrieren und über sie verfügen.

Dieser Schritt in der Bewusstseinsentwicklung ist charakterisiert durch die Erweiterung des Persönlichen in einen darüber hinausgehenden transpersonalen Raum – durch die Erkenntnis und Erfahrung der Untrennbarkeit der individuellen Person mit allem Erschaffenen der dinglichen Welt ebenso wie mit seinem schöpferischen Ursprung in sich selbst. Der einzelne Mensch erkennt, dass er nicht der Mittelpunkt des Universums ist, dass sich nicht alles um ihn dreht, sondern dass er eingebettet in ein größeres Ganzes existiert – jenseits eines einengenden religiösen Glaubens der Trennung von Gott und Mensch. Subjekt und Objekt sind durch diesen grundlegenden Perspektivenwechsel untrennbar miteinander verbunden: Alle Erscheinungen des Kosmos, der Welt und alle Belange des Menschen existieren miteinander in nicht auflösbarer Überlappung und Verbundenheit.

Das multiperspektivische Bewusstsein fließender Systeme – eine Medizin der Verbundenheit

Das neue Bewusstsein der Verbundenheit ist multiperspektivisch-systemisch orientiert. Es versetzt uns in die Lage, Unterschiede und Pluralitäten in höhere Ordnungen und natürliche Ströme zu integrieren. Verschiedene Ebenen von und Perspektiven auf Wirklichkeit wie zum Beispiel objektive, subjektive, intersubjektive und kontextuelle Wirklichkeiten können als gleichwertig und nebeneinander bestehend und sich zu neuem Sinn ergänzend anerkannt werden. Die Welt besteht aus komplexen Systemen und natürlichen Hierarchien (tagsüber dominiert die Sonne, nachts der Mond; der Mensch ist dem Tier geistig überlegen), Systemen und Formen.

Für die Medizin bedeutet dieser Paradigmenwechsel, gleichzeitig verschiedene Perspektiven der Wirklichkeit einzunehmen: die Perspektive des Objektiven und der Gleichwertigkeit und Notwendigkeit des Subjektiven (des Patienten, des Arztes, ihres Befindens, ihrer Beziehung zueinander), des bestehenden Kontextes von konventionellen, kulturellen und sozialen Faktoren, und der Systeme und Institutionen wie Praxen, Krankenhäuser, Forschungsinstitutionen, Gesundheitsbehörden und des Gesundheitssystems als

Ganzes. Alle Teile des Ganzen haben ihre eigene Notwendigkeit, Bedeutung und Wirklichkeit, die in einem neuen Geist der Verbundenheit zum Wohle der kranken Menschen und zu ihrer Gesunderhaltung synergetisch zusammenwirken. In diesem die vermeintliche Trennung der einzelnen Teile überwindenden Bewusstsein ist auch die Trennung von Geist bzw. Bewusstsein und Materie aufgehoben. Beide wirken miteinander und aufeinander – untrennbar als die Innen- und die Außenseite *einer* Wirklichkeit.

Das integrale Bewusstsein – Möglichkeit einer ganzheitlichen Medizin des dritten Jahrtausends

Das multiperspektivisch-systemische, alles verbindende Bewusstsein öffnet sich und erreicht eine weitere Bewusstseinsebene. Das integrale Bewusstsein umfasst alle in der Evolution der Menschheit bisher emergierten Ebenen von Existenz. In dieser integralen, ganzheitlichen Wahrnehmung der Welt kommen erstmalig die ältesten Weisheiten der Menschheit und die neuesten und umfassendsten Dimensionen wissenschaftlicher Erkenntnis zusammen.

So wie die Quantenphysik das Universum als unzerteilbare Einheit, als a-dual (oder A-dvaita, die Nicht-Dualität in der indischen Philosophie) beschreibt, so wird die Welt und alle Erscheinungen in ihr als ein allumfassendes, als ein nonduales Bewusstsein erfahrbar. Dieses Universum besteht aus universellen, holonischen Systemen, in denen in bewusster und lebendiger Weise eine universelle Ordnung herrscht. Es ist die mystische wie die wissenschaftliche Erkenntnis der Einheit allen Lebens und allen Seins, die Erkenntnis einer nondualen Quelle als Ausgangspunkt der Diversität aller Lebenserscheinungen.

Das integrale Bewusstsein erkennt alles als Netzwerk von allem. Es erkennt alle vorangegangenen Wellen des Bewusstseins (▶ Abbildung 6.1), ihre Interaktionen, ihre Resonanzen und das alles erfüllende Fließen, das jeden Menschen, jedes Sein und Handeln, jede Organisation und Institution, jedes komplexe System durchdringt.

Was für eine Medizin die integrale, holistische Perspektive hervorbringt, wird sich erst in der Zukunft zeigen. Wir stehen jedoch an der Schwelle dieser Entwicklung. Sie lässt uns Menschen die verlorene Rückbindung (re-ligio) auf einer neuen, alles Bisherige transformierenden Weise wiedererlangen und kann uns so mit neuem Lebenssinn und tiefer Lebensfreude durchdringen und erfüllen.

Das neue Paradigma der Verbundenheit und Einheit allen Seins, das integrale Weltbild, in dem alle Erscheinungsformen in einer grundlegenderen Schöpfungswirklichkeit verankert sind, verleiht einer pluralistischen und globalen Welt einen Orientierungsanker, der auf ganz natürliche Weise zu einer tragenden, inneren Ethik des Wohlwollens und der liebenden Verbundenheit führen kann.

Eine neue Ärztegeneration

Die Ärztegeneration, die uns nachfolgt, wird die Medizin der Zukunft gestalten. Sie steht dem neuen Paradigma der Verbundenheit von allem in vielfältiger Weise näher als meine eigene Generation, die nach dem Zweiten Weltkrieg geboren wurde. Meine besondere Aufmerksamkeit und Hinwendung gilt deshalb denen, die aus Idealismus und Hingabe den Arztberuf derzeit erlernen.

Die gegenwärtige Studentengeneration erlebt besonders stark den aufreibenden Zwiespalt zwischen dem alten Paradigma des Materialismus, das durch die Stundenpläne und Vorlesungsverzeichnisse des Medizinstudiums zieht und dem wir unsere heutige Hochleistungsmedizin verdanken, und einem veränderten Menschen- und Weltbild, das sich vom Materialismus löst und sich hinwendet zu mehr Verbundenheit, Menschlichkeit, Vernetzung und Sinnhaftigkeit, die in der materiellen Welt allein nicht zu finden ist. In meiner langjährigen Seminartätigkeit habe ich viele Studentinnen und Studenten gesprochen, die an dem anonymen und fragmentierten Medizinbetrieb zu zerbrechen drohten, den sie als kalt und zu rational empfinden (vergleichbar mit dem Empfinden vieler Patienten).

Nicht selten höre von ihnen, dass sie am liebsten ihr Medizinstudium abbrechen würden, weil sie darin keinen rechten Sinn mehr sehen.

Eines Tages kam ein Student aus Wien in meine Praxis am Chiemsee. Er war recht verzweifelt wegen seines Medizinstudiums und erklärte mir, er sei gekommen, weil er meine Bücher gelesen habe. Meine Auffassung von Medizin sei ihm Balsam auf der Seele. In diesem Verständnis von Medizin, das ihm die Bücher vermittelt hätten, wolle auch er Medizin lernen und praktizieren. Doch das komme in seinem Studium überhaupt nicht vor. Ich riet ihm, das, was er im Studium so sehr vermisst – die menschliche Dimension und ein spirituelles Verständnis –, selbst dort hineinzutragen. Nicht einmal ein Jahr später hatte sich an der Wiener medizinischen Fakultät ein studentischer Arbeitskreis gebildet, der sich den Namen Einherz[2] gab, und der in kürzester Zeit an der Wiener Universität im Hörsaal der Chemie einen dreitägigen Kongress zum Thema „Medizin und Spiritualität – Hand in Hand" auf die Beine stellte, an dem 250 Studenten und Studentinnen teilnahmen. Die herzliche Atmosphäre, die Begeisterung und die Freude während der gesamten Tagung waren von einer ungewöhnlichen, neuen Qualität im Universitätsbetrieb, die bereits die Aura des neuen Bewusstseins in sich trug. Inzwischen haben schon mehrere Kongresse stattgefunden, und viele Veranstaltungen, Vorträge, Akademien und Gesundheitsaktionen werden von Studenten für Studenten in diesem neuen Geist mit großem Engagement und anhaltender Begeisterung angeboten und durchgeführt. Die Einherz-Gruppe engagierter Studenten, die sich für eine neue Vision in der Medizin einsetzt, wächst unentwegt. Eine spannende Initiative besteht in der Gründung eines Gesundheitshauses in Wien. Diese Studenten gestalten schon heute die Medizin der Zukunft und sind bereits Teil des neuen Paradigmas der Verbundenheit. Sie zu unterstützen heißt, die Zukunft der Medizin zu gestalten als eine menschliche, beziehungsfähige, ganzheitlich-integrale Heilkunst, in der vielfältige Perspektiven des Heilens und der

Heilkunst möglich sind in einem Geist liebevoller, heilsamer Empathie.

Eine ähnliche Studenteninitiative bildet sich seit etwa fünf Jahren in München heraus, die den Verein „Medizin und Menschlichkeit"[3] gegründet hat. Aus dieser Initiative heraus findet in diesem Jahr bereits die vierte Akademie von Studenten für Studenten statt. Zu diesem Anlass treffen sich jeweils etwa 50 Teilnehmer, um sich mit Themen der Selbsterfahrung in den Bereichen Kommunikation, Empathie, Beziehungsfähigkeit, Berührung, Stille und Meditation zu befassen. Eine weitere Initiative stammt aus Witten-Herdecke[4], die mit ihren jährlichen Sommerakademien für Stundenten bereits ins fünfte Jahr geht, mit dem Schwerpunkt in der Darstellung und Vermittlung komplementärmedizinischer Verfahren.

Vielen Medizinstudenten ist die Vermittlung reinen Fachwissens im Studium zu wenig. Sie wollen auch lernen, wie man mit Patienten umgeht, sich empathisch auf jemanden bezieht, wie medizinische Maßnahmen in einen zugewandten, menschlichen Rahmen eingebettet werden können.

In einem Kreis von etwa 40 Medizinstudenten habe ich einmal die folgende Frage gestellt: „Stellen Sie sich vor, Sie wären selbst krank. Was bräuchten Sie, um wieder gesund und heil zu werden?" Ich erhielt folgende Antworten:

- Offenheit, Freude, Leichtigkeit, Mut, Kraft, Hoffnung, Zuversicht, Liebe.
- Raum und Zeit für einen selbst.
- Sicherheit, Wahrung der Würde, Selbstbestimmung.
- Sinn; die Fähigkeit, annehmen zu können; Vertrauen; Unterscheidungsfähigkeit; Glaube an Veränderung; Verständnis; ein gesundes inneres Bild.
- Beziehung; jemanden, der einen ablenkt; Interesse; jemanden, der Impulse gibt; Begleitung; jemanden, der einem etwas abnimmt; gutes soziales Netz.
- Keine Probleme am Arbeitsplatz durch die Krankheit.

- Stärkung für den Körper.
- Medizinisches Wissen; Krankenhaus; Arzt, bei dem man sich wohl fühlt.
- Musik, Natur
- Frisches Bett; gesundes Essen.

Auffällig an dieser Liste ist, dass die meisten der Bedürfnisse und Wünsche sich nicht auf medizinische Maßnahmen oder medizinisches Wissen beziehen, sondern auf Hilfe, Unterstützung und würdigende Annahme der leidenden und hoffenden Seite des betroffenen Menschen. Wie oft entsprechen wir dem als Ärzte und Ärztinnen? Hat uns in unserer eigenen Ausbildung, in unserem medizinischen Berufsalltag je jemand darauf aufmerksam gemacht oder darin unterstützt, solche Fertigkeiten zu entwickeln?

In vereinzelten Fällen gibt es neben den beschriebenen studentischen Initiativen für eine menschenfreundlichere, ganzheitlichere Medizin auch Beispiele, die von Dozenten und Lehrstuhlinhabern an den Universitäten ausgehen. So wurde an der medizinischen Fakultät der Technischen Universität München ein freiwilliger Kurs „Humanität in der Medizin" ins Leben gerufen, der zwei Semester lang angeboten wurde. Interdisziplinär wurden mit praktisch tätigen Ärzten und Geisteswissenschaftlern folgende Themen entwickelt und in Seminaren behandelt: [5]

- Mein Weg – Privatleben, Beruf und Karriere.
- Der Patient – eine leibhaftige Person.
- Mein Alltag – von Leiden und Tod.
- Das Gespräch – zwischen Arztrolle und Menschsein.
- Die Angst – zwischen Verantwortung und Unsicherheit.
- Die Arbeit – zwischen Hierarchie und Team.

Eine der teilnehmenden Studentinnen führte aus: „Wünschenswert (hoffentlich nicht illusorisch) wäre es, aus den anfänglichen Idealen – die natürlich in Ermangelung von Einsicht und Erfahrung mehr oder weniger verklärt sind – das Beste zu bewahren, zum Beispiel: ein guter, warmer, helfender, zugewandter Arzt zu sein und aus dem Medizinstudium mit abgeklärten, entzerrten, bereicherten, gestärkten und optimistischen Idealen herauszugehen – anstatt ernüchtert, zermürbt, angstvoll, pessimistisch, zynisch, verloren und orientierungslos."[6] Und genau die fehlende Bemühung, diesen Enthusiasmus für den Arztberuf zu erhalten, wird als Mangel der medizinisch-universitären Ausbildung empfunden. Nicht wenige Medizinstudenten und junge Ärzte verzweifeln daran, schalten zynisch ab oder geben auf. Auf der Abschlussveranstaltung des Seminars hielten die Studenten ein überzeugendes Plädoyer für diese Veranstaltung: „Wir sind der Meinung, je stärker wir aus unserem Studium hervorgehen, umso größer ist die Wahrscheinlichkeit, dass wir auch für unsere Patienten stark sein können. Je mehr wir uns bereits im Studium mit unseren eigenen Problemen, Sorgen und Ängsten auseinandergesetzt haben, umso geringer ist das Risiko, dass uns diese Probleme in der Arzt-Patienten-Beziehung, im Team oder sonstwo hinderlich im Weg stehen. Das Seminar ist ein geeignetes Forum und ein geschützter Rahmen, um unser Selbstverständnis zu erweitern und wichtige Erfahrungen in Bezug auf unsere ärztliche Zukunft zu sammeln."[7]

Wenn die medizinischen Fakultäten der Universitäten wirklich verantwortlich mit den ihnen anvertrauten jungen, angehenden Ärzten umgehen wollen, sollten sie eigentlich keine andere Wahl haben, als endlich ihre Lehrpläne auf diese Inhalte einzustellen und zu erweitern, die für die Auszubildenden ebenso wie für die Patienten lebenswichtig sind. Dies ist ein Gebot der Menschlichkeit und zollt längst vorhandenen Erkenntnissen über psychologische, soziale und beziehungsmäßige Einflüsse und Gesundheitsressourcen Anerkennung. Solche Lehrveranstaltungen für eine humane und das Subjekt von Arzt und Patient einbeziehende Medizin – die Persönlichkeit mit all ihren Nöten, Sorgen, Ängsten, Bedürfnissen, Wünschen und Hoffnungen – dürfen nicht länger der Eigeninitiative einzelner Studenten oder Dozenten als Fakultativa überlassen werden, sondern gehören als fester Bestandteil verpflichtend in die Mitte der medizinischen Ausbildung.

Emotionale und ethische Kompetenz als Voraussetzung für den Arztberuf

Die Weichen für eine gute ärztliche Ausbildung, die die ausgebildeten Ärzte und Ärztinnen eigenverantwortlich in die Berufswelt entlässt und denen sich die Patienten anvertrauen, liegen bereits im Auswahlverfahren zum Medizinstudium. Das Zulassungsverfahren nach dem Numerus clausus, der nach wie vor das Hauptentscheidungskriterium für die Zulassung zum Medizinstudium ist, wird dem Arztberuf nicht gerecht und steht zu Recht in der Kritik. Für diesen Beruf braucht es nicht nur eine abstrakte Intelligenz, die sich mehr oder weniger in den Schulnoten widerspiegelt, sondern auch emotionale und ethische Intelligenz. Angehende Ärztinnen und Ärzte sollten für einen menschlichen Umgang qualifiziert sein, Bereitschaft zu Selbstreflexion und Selbstentwicklung zeigen und eine Motivation des Helfens und Heilens in sich tragen. Bewerber, die über die zuletzt genannten Fähigkeiten nicht oder nicht ausreichend verfügen, sind für den ärztlichen Beruf nicht geeignet. Wie jedoch misst man den Grad an Menschlichkeit, Empathie, Kommunikationsfähigkeit und helfender Motivation?

Die Entwicklung und der Einsatz spezifischer Testverfahren, die die menschlich-ethischen und emotional-motivationalen Kompetenzen abbilden, wären hier hilfreich.[8] Sie könnten gleichberechtigt neben dem Notendurchschnitt angerechnet werden. Denkbar wäre auch vor Studienbeginn eine freiwillige, praktische Zeit in Praxen und Krankenhäusern, die von geschulten Betreuern begleitet wird. Bei diesen Praktika könnten die Studienbewerber die genannten

Kompetenzen bei sich überprüfen und erweitern, die dann auch beurteilt werden.

Es ist dringend notwendig – entgegen dem vermeintlichen Ärztemangel von heute, der eigentlich nur Ausdruck der sich stets verschlechternden Berufsbedingungen ist –, eine klare Hürde für die Zulassung zum Medizinstudium einzuführen, die die Motivation und die soziale, empathische und ethische Kompetenz der Medizinbewerber berücksichtigt. Je höher die menschlich-ärztliche Qualität schon zu Beginn ist, desto bessere Ärzte und Ärztinnen werden wir in Zukunft haben.

Sechs Thesen einer heilsamen Medizin

Eine zukunftsweisende Medizin des dritten Jahrtausends wird sich auf dem Boden des neuen integral-ganzheitlichen Paradigmas der Verbundenheit entwickeln und offen für gänzlich neue Perspektiven und Entwicklungen sein. Das geht weit über eine Reform des bestehenden Systems hinaus und verlangt eine grundsätzlich neue, erweiterte Sicht. Eine sich weiterentwickelnde, multiperspektivische Medizin braucht einen vielfältigen Perspektivenwechsel:

1. Wir brauchen eine Neufassung der Psychosomatik.
2. Die psychologischen und psychotherapeutischen Modelle sind durch die psycho-transpersonale Dimension zu erweitern.
3. Eine heilsame Medizin schließt energetische Ansätze und komplementäre Verfahren mit ein.
4. Die Anerkennung nonlokaler Phänomene in Diagnostik und Therapie ist überfällig.
5. Die Rolle des Bewusstseins in Heilungsprozessen ist zu berücksichtigen und einzubinden.
6. Die Entwicklung und Förderung der ärztlichen Persönlichkeit ist ein Pfeiler der medizinischen Ausbildung.

Im Folgenden möchte ich diese sechs Thesen erörtern, die grundlegend für eine Medizin des dritten Jahrtausends sein können.

Wir brauchen eine Neufassung der Psychosomatik

Es hat lange gedauert, bis sich im Zeichen des alten, materialistisch orientierten Medizinparadigmas die Psychosomatik entwickeln und durchsetzen und so das feine Zusammenspiel zwischen Psyche/Bewusstsein und Körper akzeptiert werden konnte. In der konventionellen Medizin beginnen wir gerade damit, die Verbindung und Korrelation von Bewusstsein und physischer Welt als Einheit zu verstehen, als Körper-Geist. Inzwischen ist viel über die Zusammenhänge von Stress, Angst, aber auch von Zufriedenheit und Glück mit den physischen und physiologischen Funktionen und über die Entstehungsmuster von psychosomatischen Krankheiten bekannt. Allerdings hat sich die etablierte und an den Universitäten gelehrte Psychosomatik entsprechend der Natur des herrschenden Zeitgeistes überwiegend mechanistisch, objektiv-distanziert und defizitär-pathologisch entwickelt und nicht im Sinne einer „anthropologischen Psychosomatik", wie sie Viktor von Weizsäcker schon Mitte des vergangenen Jahrhunderts formuliert und gefordert hatte. Ihm ging es nicht um die Einführung eines Spezialfachs im Sinne einer weiteren Diversifizierung und Aufspaltung des Menschen in viele Teilbereiche und Fachgebiete, sondern um die Person bzw. die Persönlichkeit des Patienten. „Als Vorstufe der ‚neuen Medizin' können deshalb nur solche Formen gelten, in denen das Subjektive, Innerliche der Person oder des Geistes zugelassen, eingeführt und als real genommen wird."[9]

Die Lebensumstände und gesellschaftlichen Rahmenbedingungen sind ein geeigneter Nährboden, auf dem immer mehr Menschen psychisch oder auch psychosomatisch krank werden. Diese Problematik ist allen, Ärzten wie Patienten, mehr oder weniger bewusst, nur sind noch keine wirksamen Antworten auf die Frage in Sicht, wie man diesem Krankheitsphänomen, das sich immer mehr verbreitet, medizinisch und gesellschaftlich begegnen soll. Die Medizin wird zunehmend zum Reparaturbetrieb gesellschaftlichen Versagens, und gleichzeitig stattet unsere Gesellschaft die Medizin noch immer nicht mit ausreichenden personellen, finanziellen und methodischen Mitteln aus, um den Schaden zu begrenzen.

Die offiziellen Zahlen für die Inzidenz psychosomatischer Konsultationen in Hausarztpraxen liegen zwischen 40 bis 80 Prozent in Deutschland. Noch immer übersehen viele Ärzte das Vorliegen psychosomatischer Zusammenhänge und stehen am Ende einer meist langwierigen und kostspieligen Durchdiagnostik mit leeren Händen vor ihren Patienten, um sie mit einem „Ich kann Ihnen leider nicht helfen" wieder nach Hause zu schicken.

Ich erinnere mich an die Erzählung eines 40-jährigen Mannes, der mit Druck und Enge im Hals ins Krankenhaus ging. Er selbst hatte die Vermutung, die Ursache seiner Beschwerden könnte die Schilddrüse sein. Es fühle sich wie zugeschnürt an und kein Hemdkragen oder Schlips dürfe in die Nähe des Halses kommen. Er lebte damals aus beruflichen Gründen in Afrika und war gerade auf Urlaub zu Hause. Der Patient wurde stationär aufgenommen und (invasiv-)diagnostisch auf den Kopf gestellt – ohne Befund. Zögernd traute sich der Patient zu fragen, ob seine Beschwerden denn psychosomatisch bedingt sein könnten. Und da ihn bisher keiner danach gefragt hatte, begann er zu erzählen: Er lebe in einer kleinen afrikanischen Stadt, in der er es wegen des Schmutzes und der Unzivilisiertheit kaum aushalte. Obendrein könne er wegen eines schwelenden Bürgerkriegs seit Wochen kaum das Haus verlassen. Er fühle sich dort sehr isoliert und halte eigentlich nur noch durch, weil er in ein paar Monaten wieder nach Deutschland versetzt werde. Der Gedanke, jetzt nach seinem Urlaub wieder nach Afrika zurückkehren zu müssen, schnüre ihm alles zu. Der behandelnde Arzt hörte ihm ungeduldig und nur mit halbem Ohr zu, um dann zu sagen: „Naja, es könnte theoretisch auch psychosomatisch sein, aber wir werden schon noch etwas Richtiges finden!"

Nach neueren Erhebungen ist nur etwa ein Viertel aller Ärzte bei uns in der Lage, psychosomatische Störungen zu erkennen.

Die psychosomatische Medizin ist heute notwendiger denn je, denn die Patienten leiden wie nie zuvor an psychischen und psychosomatischen Erkrankungen und Reaktionen. Neben einer deutlich besseren psychosomatischen Versorgung in Deutschland brauchen wir auch mehr Ausbildungs- und Fortbildungsmöglichkeiten für Studenten ebenso wie für Ärzte.

In die psychosomatischen Lehrpläne gehören die neusten Erkenntnisse der neurobiologischen Forschung und der Psychoneuroimmunologie. Die untrennbare Verzahnung von Psyche und Physis fördert ein grundsätzlich anderes, neues Verständnis zu Tage: Nach dieser Erkenntnis kann es kein physisches Ereignis ohne psychisches Äquivalent geben, und umgekehrt. Leben in sich selbst ist „psychosomatisch", oder vollständiger ausgedrückt: somato-psycho-transpersonal, wenn die Sinnfragen des Lebens miteinbezogen werden. Der Mensch, ob gesund oder krank, kann nicht auseinanderdividiert werden in Physis, Psyche und Transpersonalität, denn das eine ist mit dem anderen unteilbar verwoben, wobei die Psyche den physischen Körper um ihre Seinsdimension erweitert und das transpersonale Bewusstsein wiederum die psychische Ebene.[10] Alle drei Ebenen – Körper, Psyche und transpersonales Bewusstsein – sind untrennbar miteinander verbunden und in steter Interaktion. Aus dieser Sicht ist Psychosomatik oder besser „Psychosomatotranspersonalität" der einzig mögliche Normalzustand, den ein menschliches Wesen haben kann.

Verschiebungen des Gleichgewichts zwischen Physis, Psyche und Transpersonalität können zu krankhaften Reaktionen führen. Um diese Reaktionen zu begreifen, benötigt das gewohnte linear-kausale Verständnis bestimmte Erweiterungen. Die gewohnte Vorstellung ist linear von A nach B ausgerichtet: Stress wird zu viel (A), und infolge des Stresses reagiert der Magen mit einem Ulkus (B). Berücksichtigt man das enge, unlösbare Verwobensein von Körper, Psyche und transpersonalem Bewusstsein, erscheint in diesem Licht die psychosomatische Reaktion „Magenulkus" als ein einheitlicher, ganzer Reaktionskomplex „Stress-Magenulkus". Die lineare Sicht „Stress bringt Ulkus hervor", wird zur Sicht auf einen Reaktionskomplex: „Das Magenulkus *ist* Stressenergie und Stressenergie *ist* Magenulkus." Die beiden Aspekte sind nicht getrennt voneinander vorhanden. Die Behandlung kann von beiden Seiten aus erfolgen: primär somatisch zum Beispiel mit Antazida, oder primär psychisch mit Stressabbau, oder auch kombiniert. Der Komplex „Stress-Magenulkus" kann durchaus noch einen komplexeren Hintergrund haben, der in das Geschehen hineinspielt. Möglicherweise entsteht der Stress durch eine nicht zu bewältigende Aufgabenstellung, oder die Aufgabe hat ihren sinngebenden Zusammenhang verloren und erscheint sinnlos, oder ein scheinbar nicht lösbarer Dauerkonflikt belastet die Lebenssituation. Der Komplex „Stress-Magenulkus" birgt in sich selbst bereits auch die Lösungsenergie und kann über die Analyse der Situation zu neuen Impulsen führen, die die Stressenergie in Lebensimpulse umwandeln. Dies bedeutet im komplexen Geschehen, dass zum Beispiel der Magen neue Lebensenergie erhält. Eine der möglichen Lösungen im Beispiel könnte sein, dass die komplexe Reaktion „Stress-Magenulkus" zur Klärung von Sinnfragen führt und die im Komplex festgehaltene Energie für Impulse zur Verfügung steht, die neuen Sinn ergeben.

Effiziente psychosomatische Behandlungen erfordern ein komplexes Herangehen, bei dem verschiedene Therapierichtungen und begleitende Maßnahmen zusammenspielen. Diese komplexe Herangehensweise wird heute zunehmend in psychosomatischen Einrichtungen praktiziert. Es gibt jedoch noch kaum Herangehensweisen, die der unteilbaren Ganzheit des Menschen gerecht werden, und die einen lösungsorientierten und Resilienz-stärkenden Ansatz haben. Diese Konzepte müssen noch (weiter-)entwickelt werden und dann Eingang in die Hörsäle der Universitäten finden. Je nach Patient und Krankheitssituation kommen verschiedene therapeutische Zugänge und Ansätze infrage, die miteinander kombiniert werden können. Dazu gehören neben den klassischen Formen der Verhaltenstherapie und der psychoanalytischen Therapie, sofern sie mehr lösungsorientiert als defizitär ausgerichtet werden, die Familientherapie, die systemische Therapie, die Traumatherapie, humanistische Therapieformen wie die Gestalttherapie, körperorientierte Therapieformen wie Bioenergetik und die transpersonale Psychotherapie. Diese Palette therapeutischer Ansätze ist eingebettet in den empathischen, vermittelnden und aufbauenden Rahmen einer lösungsorientierten, nicht-defizitären salutogenetischen Grundhaltung.

Je nach Persönlichkeit und Krankheitsgeschehen können flankierend soziale Unterstützung, energetische Therapieformen (Akupunktur oder Homöopathie), übende Therapieverfahren (Entspannungstherapien, Taiji, Qigong) sowie Übungen der Achtsamkeit und Meditation indiziert sein.

Jedes psychosomatische Ereignis ist in der Regel komplex und wird notwendigerweise in dieser Komplexität aufgearbeitet und behandelt, was sich in den verschiedenen der Komplexität entsprechenden therapeutischen Zugängen widerspiegelt.

Die psychologischen und psychotherapeutischen Modelle sind durch die psycho-transpersonale Dimension zu erweitern

Zu den erweiterten Perspektiven einer neuen Medizin gehört auch die psycho-transpersonale Dimension, die bereits heute in Ansätzen der humanistischen Psychotherapieverfahren enthalten ist. Die Ansätze der transpersonalen Psychotherapie brauchen einen festen Platz in der Medizin, denn sie spiegeln eine wesentliche Dimension des Menschseins der Patienten und Therapeuten wider. Sie müssen in der Medizin verankert werden, damit das ganze Spektrum des Menschseins in der Medizin vorkommt. Gefordert sind die Integration und die Weiterentwicklung der psycho-transpersonalen Ansätze und eines integralen, alle Seinsebenen des Menschen umfassenden Verständnisses.

Die Frage nach dem Ursprung, die Anfangsfrage, ist nicht nur eine spirituell-religiöse, sondern ebenso eine wissenschaftliche Fragestellung. Auf spirituell-religiösem Weg versucht der individuelle Mensch in seiner Subjekthaftigkeit, Erkenntnis über seinen Ursprung zu erlangen. Er stellt die Fragen nach dem Woher und dem Wohin. Im zweiten Fall ist es die Wissenschaft, die versucht, in einer objekthaften und objektiven Position der Natur aller Dinge auf den Grund zu gehen, ihren Ursprung zu ergründen. Am Ende stehen beide, aus unterschiedlichen Richtungen kommend, vor derselben Anfangsfrage: Worin besteht diese Allem zugrunde liegende Intelligenz, aus der die Manifestation aller Dinge und allen Lebens hervorgeht und Evolution entsteht?

So nähern sich objektive Wissenschaft (die immer auch eine subjektive Seite hat) und subjektive Erkenntnissuche (die durch Konsensforschung auch objektiviert werden kann) von zwei unterschiedlichen Seiten aus asymptotisch derselben Erkenntnis: dass, egal wie weit wir auch gehen, wie tief wir uns und die Welt erforschen, immer ein letztes Geheimnis bleibt, das nicht zu lüften ist. Je mehr Wissen wir erlangen, desto tiefer wird die Erkenntnis, dass wir das Tiefste und zugleich Höchste nicht wissen – und enden demütig im Nichtwissen, und in Dankbarkeit für dieses Wunder an Schöpfung, dessen Teil wir selbst sind und an dem wir selbst zu einem gewissen Teil mitgestalten dürfen.

Transpersonalität hat nicht nur so viele Facetten wie es Religionen und spirituelle Traditionen gibt, sondern so viele, wie es Menschen gibt. Jeder Mensch erlebt und erfährt Ich-Transzendenz und sein Eingebettet-Sein in die Welt einzigartig, deutet und empfindet Sinnhaftigkeit auf seine eigene Art und Weise. Dem haben psycho-transpersonale therapeutische Ansätze und die Ärzte und Therapeuten, die sie praktizieren, Rechnung zu tragen. Die Betrachtung transpersonaler Fragestellungen kann nur in einem freien, offenen und undogmatischen Raum geschehen. Das bedeutet, dass sich Ärzte und Therapeuten, die auf einer transpersonalen Ebene mit Patienten arbeiten, ein hohes Maß an Selbsterkenntnis und transpersonaler Erfahrung brauchen, um sich so weit wie möglich über ihre eigene, das Persönliche transzendierende Erlebens- und Sichtweise im Klaren zu sein. Nur so können sie die eigenen Grundüberzeugungen, Konzepte und Meinungen aus dem therapeutischen Gefäß heraushalten, damit sich die Patienten in ihrer eigenen Sprache und ihrem eigenen Verständnis den Sinnfragen ihres Lebens stellen können.

Eine wirklich heilsame Medizin braucht die Entwicklung und Integration einer Perspektive, die die religiösen Formen von Spiritualität und die gewachsenen spirituellen Traditionen der Menschheit transzendiert – hin zu einer erneuerten, universellen Spiritualität, die sich nicht mehr mit der äußeren Form identifiziert und nur sich selbst für die einzig richtige und beste hält, sondern die die Essenz aller Traditionen gleicherweise hervorhebt und vermittelt. Hier kann sich ein undogmatischer, freier, transpersonaler Raum öffnen, in dem sich der Mensch in seinen tiefsten Fragestellungen finden und über sich selbst hinausgehen kann.

Eine heilsame Medizin schließt energetische Ansätze und komplementäre Verfahren mit ein

Ärzte sollten zumindest Grundkenntnisse in energetischer Medizin haben, ihre Systeme und Modelle und die gängigen, nicht konventionell-medizinischen Verfahren kennen, die als Komplementärmedizin bezeichnet werden. Hier sind unter anderen die Traditionelle Chinesische Medizin und mit ihr die Akupunktur, die ayurvedische Medizin, die Homöopathie, die Osteopathie, die westliche und östliche Phytotherapie sowie die verschiedenen Entgiftungs- und Ausleittherapien zu nennen. Charakteristisch für die meisten komplementärmedizinischen Verfahren ist, dass sie vor allem das subjektive Befinden und die subjektive Symptomatik der Patienten berücksichtigen und den Patienten vermitteln, dass sie als Subjekt und Mensch wichtig sind. Nicht zuletzt ist es dieser Umstand, der viele Patienten zu Komplementärmedizinern strömen lässt. Und so ist es die unpersönliche, den Menschen zum Objekt machende konventionelle Medizin selbst, die die Menschen in die Arme der Komplementärmedizin treibt, von der sie jedoch eigentlich nichts hält und nichts wissen will.

In dem Moment, in dem sich das materiell-strukturelle Denken zu einer integral umfassenden, auch die immaterielle Ebene würdigenden Sichtweise erweitert und Energetik und höhere Bewusstseinsaspekte eine Rolle in der medizinischen Perspektive der Patienten spielen, sind Ärzte und Therapeuten gefragt, die diese Art der Komplexität erkennen und auch mit ihr umgehen können. Die über ein Repertoire therapeutischer Ansätze und Methoden verfügen, die den beteiligten Krankheitsebenen am besten entsprechen. Die ihre Patienten zu solchen Therapien weiterleiten, wenn sie sie nicht selbst durchführen können. Dazu sind Kenntnisse erforderlich, die bisher völlig im Schatten der konventionellen Medizin liegen und von ihr abgelehnt werden. Diese Ablehnung beruht im Übrigen durchaus auf Gegenseitigkeit: Auch die Vertreter der Komplementärmedizin lassen oft nichts anderes neben sich gelten und lehnen im Brustton der Überzeugung, die einzig richtige Medizin zu vertreten, jede Form von Schulmedizin ab, was sich bei so manchem krankem Menschen als fatal erweist. Dies ist die Folge von fundamentalistischen, dogmatischen Denk- und Verhaltensweisen, die eine gereifte rationale, vor allem aber auch eine pluralistische Entwicklung des Bewusstseins schmerzlich vermissen lässt.

Eine neue *multiperspektivische und integrale* Medizin wird zwangsläufig zu einem Ende der alten Grabenkämpfe zwischen konventioneller Medizin und Komplementärmedizin führen, denn in einem neuen, erweiterten Bewusstsein sind ihre Vertreter in der Lage, ihre eigene Perspektive als eine der möglichen Sichtweisen zu erkennen und die jeweils anderen als ebenso legitim und möglich anzuerkennen, ja unter Umständen einzubinden, wenn sie für den Patienten nützlich und sinnvoll erscheinen. Jede Medizinrichtung, ob molekular-organisch ausgerichtet oder energetisch oder komplementär, ist relevant und wirksam auf der von ihr angesprochenen Ebene. Es wird die Aufgabe der Ärzte sein zu lernen, *ebenengerecht* und *erkrankungsgerecht* zu diagnostizieren und passende medizinische Verfahren und Medizinsysteme auszuwählen. Die Universitäten der Zukunft können nicht länger nur konventionelle Organmediziner ausbilden, sondern werden künftig *integral informierte Ärzte und Therapeuten* auszubilden haben, die auf allen Ebenen des menschlichen Seins und in allen Aspekten ebenengerechter diagnostischer und therapeutischer Methoden geschult sind. Eine neue, in diesem Sinne ganzheitliche und heilsame Medizin verlangt nach Ärztinnen und Ärzten, die sich in allen Dimensionen des Seins von Krankheit, Gesundheit, Patient, Therapeut und medizinischer Wissenschaft – objektiv, subjektiv und intersubjektiv – auskennen. Die auch für sich selbst gelernt haben, sich auf einen sinngebenden, inneren Bezugspunkt auszurichten, der die unterschiedlichen Perspektiven der Erkenntnis zu einem in sich selbst gehaltenem Ganzen verbindet. In diesem verbundenen Ganzen liegt ein ungeahntes, schöpferisches Potenzial – ein Potenzial zu neuen Entwicklungen, durch die sich Heilung als ein kreativer Prozess gestaltet. Im Erkennen der schöpferischen Essenz, die Allem zugrunde liegt, uns alle verbindet und aus der alles hervorgeht.

Die Anerkennung nonlokaler Phänomene in Diagnostik und Therapie ist überfällig

Ein weiterer Bestandteil der Lehrpläne an den medizinischen Fakultäten und der medizinischen Weiterbildung sollten die Erkenntnisse der Wissenschaft über Nonlokalität sein. Längst haben die moderne Physik und klinische Studien gezeigt, dass Materie und Strukturen des Organismus über das Bewusstsein auf nonlokalem Weg beeinflusst werden.[11] Ärzte müssen sich bewusst sein, dass sie – über ihre Gedanken, Einstellungen und Konzepte – etwas in den Patienten bewirken, ohne dass sie sie direkt berühren, ihnen Medikamente geben oder eine andere medizinische Maßnahme anwenden müssen. Etliche klinische Studien in den USA über die Non-contact-therapeutic-touch-Methode haben auch im Doppelblind-Goldstandard gezeigt, dass Heilungsprozesse ohne direkte Körperberührung, allein durch die Heilungsintention des Therapeuten, möglich und erfolgreich sind.[12] Für non-contact therapeutic touch (NCTT) ist nicht einmal eine besondere Begabung notwendig – andererseits können diese Fähigkeiten verfeinert und ausgebildet werden. Tausende Krankenschwestern in den USA wurden darin ausgebildet und praktizieren diese Methode. In Deutschland nimmt beispielsweise das Gertrauden-Krankenhaus in Berlin seit geraumer Zeit an einem Pilotprojekt der NCTT-Methode teil.

Die wissenschaftliche, medizinische Forschung ist aufgefordert, diese Phänomene für ein besseres Verständnis und für die diagnostische und therapeutische Anwendung weiter zu erforschen. Therapeuten, die Ferndiagnosen und Fernheilung praktizieren, werden noch immer belächelt oder diskreditiert – es droht ihnen sogar der Approbationsentzug. Natürlich ist gerade das Feld der energetischen und nonlokalen Heilmethoden auch ein Tummelplatz für Scharlatane. Dieser Umstand darf jedoch nicht davon abhalten, diesen Dingen seriös nachzugehen und zu prüfen, inwieweit die Patienten davon profitieren können. In den vergangenen 20 Jahren wurde im Rahmen vieler Gebetsstudien gezeigt, dass die nonlokale Wirkung des Bewusstseins auf körperliche Krankheiten therapeutisch wirksam ist. In den meisten Studien wurden signifikante Besserungen der Symptomatik bei Schwerkranken bzw. Intensivpatienten nachgewiesen. Dabei handelte es sich meist um Betende unterschiedlicher Konfession oder auch nicht konfessionsgebundener Menschen, die für Kranke, selbst über Kontinente hinweg, gebetet haben, ohne diese Personen und ihre Diagnosen zu kennen.[13] Die Tatsache nonlokaler Phänomene wirft Licht auf die unübersehbare Bedeutung des menschlichen Bewusstseins für das Heilungsgeschehen, das, selbst Kontinente überwindend, in der Lage ist, die physische Struktur und die physiologischen Funktionen von Menschen zu beeinflussen und zu verändern.[14]

Die Rolle des Bewusstseins in Heilungsprozessen ist zu berücksichtigen und einzubinden

Das, was in der Physik als Informationsfeld bezeichnet wird, lässt sich in einer nicht physikalischen Sprache als intelligentes Bewusstseinsfeld bezeichnen. So ist Bewusstsein in dieser Dimension nicht räumlich und somit auch nicht, wie so oft behauptet, auf das Gehirn begrenzt. Das Gehirn scheint eher ein Decoder zu sein, der zur physischen Struktur gehört und vergleichbar mit einem Fernseher nonlokale Sendeinformationen empfängt und in ein für unsere Sinne sichtbares Bild und hörbaren Ton decodiert und umwandelt. Das Gehirn kann augenscheinlich aus dem raum- und zeitlosen Pool intelligenten Bewusstseins Informationen extrahieren, selektieren und dann in die uns Menschen erkennbare Raum-Zeit-Dimension übersetzen, sodass eine Welt der Sinneseindrücke entsteht. Die Erkenntnisse dieses Forschungsgebiets sollten essenzieller Bestandteil des Medizinstudiums sein. Denn hier werden Fragen neu aufgeworfen wie zum Beispiel die Frage nach der Festlegung des Todes als Hirntod. Können wir nach derzeitigem Wissensstand immer noch davon ausgehen, dass fehlende Hirnaktivität gleichbedeutend mit dem endgültigen Ende eines bewussten Lebens ist – oder existieren selbst beim Hirntoten noch Bewusstsein und individuelle Bewusstheit? Ist es überhaupt möglich, diese Fragen mit unserem derzeitigen Wissen zu beantworten? Sie zu stellen, ist jedoch ein unserem verfügbaren Kenntnisstand adäquater Schritt.

Auch Fragen im Zusammenhang mit dem Sterbeprozess stellen sich neu. Die Möglichkeiten der Fernheilung und der Heilungsprozesse, die allein durch Bewusstsein induziert werden, müssen weiter erforscht werden. Fragen, wie sogenannte Geistheiler arbeiten, die beispielsweise in der konventionellen Psychiatrie in Großbritannien in speziellen Fällen eingesetzt werden, müssen beleuchtet und neu bewertet werden. Genauso wie die Arbeits- und Wirkweise traditioneller Schamanen. Es gibt weltweit in der Menschheitstradition eine Fülle heilerischen und heilenden Wissens, an das wir nun in der

Postmoderne anschließen können. Jetzt besteht die Chance, es im Licht neuester wissenschaftlicher Erkenntnisse zu überprüfen, um das nutzbar zu machen, was sich als valide erweist – selbst wenn wir (noch) nicht immer die Wirkmechanismen ergründen können.

Im neuen Bewusstsein der Verbundenheit von allem begegnen wir neuen Fragen. Es stellen sich zum Beispiel die Fragen, auf welcher Ebene sich Heilungsprozesse abspielen und welche Bedeutung die organisch-physiologische und die immaterielle, nicht-strukturelle Ebene der intelligenten Bewusstseinsfelder haben und wie sie interagieren. Die medizinische Forschung der Zukunft wird entsprechende Modelle entwickeln und zur Verfügung stellen, die vermitteln, wie Heilungsprozesse jenseits der molekularen Strukturen im Informations- und Bewusstseinsfeld geschehen, welche Faktoren dieses heilende Feld aktivieren oder deaktivieren, und wie sich dieses Wissen klinisch-therapeutisch umsetzen lässt.

Die Entwicklung und Förderung der ärztlichen Persönlichkeit ist ein Pfeiler der medizinischen Ausbildung

In den Punkten zuvor wurde die notwendige Erweiterung der Wissensvermittlung im Medizinstudium beschrieben. Ein weiterer wichtiger Pfeiler der medizinischen Ausbildung ist die Entwicklung der ärztlich-therapeutischen Persönlichkeit. Sie hat bisher im Studium so gut wie keinen Stellenwert, wird offensichtlich als unwesentlich erachtet und wurde bis zum heutigen Tag eklatant vernachlässigt. Dabei lässt sich im Grunde nur schwer nachvollziehen, wie wenig angehende Ärzte und Therapeuten in Selbstreflexion und Selbsterkenntnis ausgebildet werden, wenn man bedenkt, dass sie täglich mit Menschen zu tun haben, die durch Krankheit sensibilisiert, empfindsam, ängstlich, trost- und hoffnungslos sind, denen sie schwierige, oft negative Botschaften zu überbringen haben. Wie wir gesehen haben, gehört die ärztliche Persönlichkeit zu den stärksten Wirkprinzipien und Heilmitteln (► S. 54 ff.), die uns zur Verfügung stehen. Sie kann jede medizinische Maßnahme und das Heilungsgeschehen als Ganzes stark beeinflussen. Bewusstseinsinhalte wirken sich auf die beteiligten Menschen, auf eine heilsame Atmosphäre und auf die Wirksamkeit der Therapie aus. Die Ausbildung heilsamer und zu Selbstreflexion und Selbsterkenntnis fähiger Ärztinnen und Ärzte ist deshalb eines der vordringlichsten Themen für die Neugestaltung des Medizinstudiums.

Folgende Themen sind für die Entwicklung der ärztlichen Persönlichkeit von Bedeutung:

- Welt- und Menschenbild,
- Sinn und Bedeutung,
- Kommunikation, Empathie und Arzt-Patienten-Beziehung,
- Selbstreflexion und Selbsterkenntnis,
- Transpersonalität als spezifische Dimension des Menschseins,
- Schulung der Tiefenwahrnehmung, Achtsamkeitstrainung und Meditation.

Welt- und Menschenbild

Alle medizinischen Hochkulturen der vergangenen 3000 Jahre beruhten auf einem spezifischen Welt- und Menschbild, das aus einer ganzheitlichen, religiös-spirituellen Quelle schöpft. Im europäischen Raum war über einen Zeitraum von knapp 2000 Jahren bis in die Zeit der Aufklärung das Christentum kulturell prägend. Die zunehmende Loslösung von Kirche und Religion aus Staat und Gesellschaft hat zu einem religiös-spirituellen Sinndefizit geführt, das ein seelenloses materielles Welt- und Menschenbild hinterlassen hat, an dem viele Menschen unserer Zeit leiden.

Dies ist einer der wesentlichen Gründe, weshalb sich viele Menschen religiös-spirituell neu orientieren. Nicht selten geraten sie dabei in unseriöse, esoterische New-Age-Kreise, die zum Gegenteil einer Ich-transzendierenden Entwicklung führen. Das Hauptmerkmal der New-Age-Spiritualität ist die Verstärkung der Identifizierungsmuster auf einer selbstbezogenen Ebene des Ego im Namen von Spiritualität; hingegen meint jede seriöse Form von Spiritualität das Überschreiten der Ich-Struktur – eine Erfahrung, in der das Ich zurücktritt und in der sich die egoistische Struktur des Menschen löst und er sich als untrennbarer Teil des großen Ganzen wahrnimmt. So kann die Entwicklung eines transpersonalen Bewusstseins aus dem Selbstbezug loslösen und sich das Bewusstsein des Menschen der Verbundenheit mit allen Aspekten der Schöpfung öffnen.

An der Universität München gibt es seit 2010 einen Lehrstuhl für Spiritualität, den sich je ein Vertreter der katholischen und der evangelischen Kirche teilen.[15] Diese Tatsache betont einerseits den Alleinanspruch der beiden großen christlichen Kirchen auf Spiritualität, was an sich schon fragwürdig ist, zumal sich die Amtskirchen bisher gern und heftig dem Wunsch ihrer Kirchenmitglieder nach persönlicher transpersonaler Entwicklung widersetzt haben, die zwangsläufig jede Art von Dogma und Vorstellung radikal auslöscht. Umso mehr wünscht man den Inhabern dieses Lehrstuhls, dass sie die Chance verstehen und ergreifen, den Studenten, die an ihrer eigenen transpersonalen Entwicklung interessiert sind, offene, nicht-dogmatische und auch nicht-kirchliche, Ich-transzendierende Räume anzubieten. In einer Zeit des Niedergangs etablierter Amtsreligionen wird es immer notwendiger, solche offenen Räume zu schaffen, in denen sich auch diejenigen eingeladen und aufgehoben fühlen, die von Religion und Kirchen enttäuscht sind und sich von ihnen abgewandt haben. Räume, aus denen heraus sich ein ganzheitliches Welt- und Menschenbild der Verbundenheit und einer tragenden Ethik der Liebe entwickeln kann, das aus sich selbst heraus bereits eine heilsame Qualität hat.

Die Aufklärung hat das abendländisch-christliche Welt- und Menschenbild erheblich ins Wanken gebracht. Im Zuge der Vernaturwissenschaftlichung der Medizin wurde im Jahr 1861 das Philosophikum als Teil des Medizinstudiums abgeschafft und durch das heutige Physikum ersetzt.[16] Seither setzen die medizinische Wissenschaft und die Ausbildung ausschließlich auf die naturwissenschaftliche Erkenntnis – ja die Medizin würde sich am liebsten selbst zur Naturwissenschaft erklären – und blenden die geisteswissenschaftlichen Aspekte (Phänomenologie, Kultur und Konvention [▸ S. 86, Abbildung 4.1]) aus. So konnte sich das materialistische Maschinenmodell des Menschen bis heute in der Medizin und im Medizinstudium halten.

Etwas mehr als 100 Jahre später wurden 1970 in Deutschland wiederum mehrere neue Fächer in die Humanmedizin eingeführt: medizinische Psychologie, medizinische Soziologie, Allgemeinmedizin, Ökologie, Psychosomatik und Psychotherapie. Bis heute fehlt in Deutschland weiterhin die Philosophie in der medizinischen Praxis und Ausbildung. Ebenso fehlt die Vermittlung der transpersonalen, nach innen schauenden Erkenntnisweise als eine konsequente Erweiterung der empirischen Wirklichkeit mit ihren festen Konzepten und Konventionen hin zu Erkenntnisräumen für noch nicht gedachtes, unkonditioniertes Wissen im Sinne eines phänomenalen Erkenntnismodus.

Die Ethik wird als Teilausschnitt der Philosophie und der religiösen Ausrichtung seit einigen Jahren in Deutschland auf freiwilliger Basis in medizinischen Seminaren angeboten (▸ S. 165 ff.). Dabei bleiben jedoch wesentliche philosophisch-geisteswissenschaftliche Aspekte außen vor wie zum Beispiel die philosophische Erkenntnistheorie, Ästhetik, Logik, Anthropologie, Sprachphilosophie oder Metaphysik. Fragen wie „Tun wir zu viel am Ende des Lebens?", „Was stellt die Würde des Menschen dar?" oder „Was begründet ärztliches Tun?" erfordern in Ergänzung zu den Naturwissenschaften und der medizinischen Ethik häufig eine „philosophische Herangehensweise".[17] Für diese Fragen ist es notwendig, dass neben geisteswissenschaftlichen Zugängen auch spirituelle Erfahrungsräume zur Vertiefung und Selbsterfahrung zur Verfügung stehen, in denen philosophisch-intellektuelle wie auch spirituell-transrationale Perspektiven betrachtet werden können. Als erste Universität Deutschlands hat die medizinische Fakultät Würzburg dieses Defizit der medizinischen Ausbildung nicht nur erkannt, sondern auch darauf reagiert und im Jahr 2010 das Philosophikum wieder ins Leben gerufen. „Die angehenden Ärzte sollen wieder motiviert werden, über die Welt und die Menschen sowie ihr ärztliches Tun nachzudenken, in Entsprechung zu der Auffassung des berühmten deutschen Philosophen und Arztes Karl Jaspers, der die Praxis des Arztes als konkrete Philosophie bezeichnet hat.“[18]

Will man das Wesen von Krankheit und Gesundheit jenseits von klinischen, labor- und apparatetechnischen Parametern verstehen, begibt man sich in den Bereich der Erkenntnistheorie. Neben der Anthropologie und Ethik müsste auch die philosophische und phänomenologische Erkenntnistheorie in die medizinische Ausbildung und Praxis miteinbezogen werden. Nur eine „grundlegende Revitalisierung der Philosophie als Bereich der Reflexion des Handelns“ scheint hier weiterführen zu können. „Dazu sollten in Kliniken und auf medizinischen Kongressen mehr Veranstaltungen mit philosophischen Beiträgen abgehalten werden, die erfahrungsgemäß großes Interesse bei Kollegen wecken. Auch können Ärztekammern wenigstens gelegentlich die Philosophie zur Reflexion der Medizin einladen.“[19]

Den Hauptbeitrag dazu können jedoch nur die medizinischen Fakultäten selbst leisten, indem sie die entsprechenden Inhalte als reguläre Bestandteile in die Curricula integrieren und anbieten, sodass jeder angehende Arzt sich auch geisteswissenschaftlich mit dem ärztlichen Beruf und seinem eigenen Welt- und Menschenbild auseinandersetzen kann.

Sinn und Bedeutung

Vor diesem Hintergrund und aus dieser Auseinandersetzung mit sich selbst, der Welt und der Essenz des Lebens und seinem schöpferischen Urgrund heraus gestaltet sich die Sinnhaftigkeit des eigenen Lebens und, im medizinischen Kontext, des Arzt- und Therapeutenberufs. Nur auf dem Fundament von Sinn und Bedeutung bekommt das eigene Tun seinen Wert und einen Rahmen. Aus Sinn und Bedeutung erschließt sich der eigene Umgang mit Krankheit und Gesundheit, der so in Resonanz mit den Patienten treten kann. Auf diese Weise wird Krankheit nicht nur als unerwünschtes und abgelehntes Ereignis wahrgenommen, sondern sie kann die Betroffenen auch zu sich selbst führen, sie den eigenen Sinnfragen, den eigenen Bedürfnissen und den eigenen Zielen näherbringen. Auf diesem Weg tauchen Fragen auf wie „Wohin führt mich die Krankheit?“ oder „Welche Möglichkeiten neuer Entfaltung liegen vielleicht in der Krankheit oder im Kranksein verborgen?“

Sinn und Bedeutung im Leben bergen eine lebensspendende Quelle der Freude und Stabilität. Seit einiger Zeit macht der Begriff „Resilienz“ in psychotherapeutischen Kreisen die Runde, der so viel wie „psychische Widerstandskraft“ bedeutet. Sinn und Bedeutung sind Grundpfeiler der Resilienz. Sie helfen den Menschen zu blühen – und Blühen ist das Ziel des Lebens. Jenes Blühen, jene tiefste Lebensfreude im Menschen aktiviert die Ressourcen, aus denen wir schöpfen können. Diese Kraftquellen speisen sich aus dem Vertrauen auf die eigenen Fähigkeiten und Kräfte, aus dem Vertrauen auf die sozialen Beziehungen und aus dem Vertrauen auf die Welt, in der man lebt, das heißt aus einem spirituellen Grundvertrauen.[20] Es ist jenes Vertrauen, das Aaron Antonovsky als kohärenzfördernd beschreibt. Zur Erinnerung: Unter Kohärenz versteht Antonovsky die Kraft, die in sich die Erhaltung der Gesundheit im Sinne der Salutogenese begründet (► S. 37 f.). Die äußeren Lebensumstände können noch so schwierig und widrig sein – solange noch Sinn und Bedeutung möglich sind, solange können auch Reserven mobilisiert werden. „We can’t stop the waves, but we can learn to surf.“

Diese Erkenntnisse und Zusammenhänge bergen ein lebenswichtiges und nahezu unerschöpfliches Heilungspotenzial. Es ist dringend erforderlich, dass sie an den Universitäten gelehrt und in den ärztlichen Alltag integriert werden, denn sie sind die Grundlage jeder heilerischen Befähigung – jedenfalls wenn Arztsein nicht mit technokratischem Medizinverständnis verwechselt wird. Das Verstehen dieser Zusammenhänge fängt bei uns selbst an. Deshalb ist

Selbsterkenntnis für jeden Arzt und jede Ärztin die Voraussetzung für ein heilsames Sein und Dasein für die Patienten.

Kommunikation, Empathie und Arzt-Patienten-Beziehung

Die Entwicklung ärztlicher Kommunikation und empathischer Grundhaltungen ist ein zentrales Anliegen einer heilsamen Medizin, die dringend in die Mitte der ärztlichen Aus- und Fortbildung aufzunehmen sind. Die Elemente von Kommunikation und Empathie wurden bereits weiter oben im Abschnitt über die Grundhaltungen einer gelingenden Arzt-Patienten-Beziehung besprochen (► S. 112 ff.).

Selbstreflexion und Selbsterkenntnis

Mit sich beginnen, aber nicht bei sich enden.
Bei sich anfangen, aber sich nicht selbst zum Ziel haben.

Martin Buber

Die wichtigste Voraussetzung dafür, einen anderen Menschen zu verstehen, ist sich selbst zu verstehen. Selbsterkenntnis ist der Ort, von dem aus Verständnis und Einfühlungsvermögen für jemand anderen ihren Anfang nehmen. Erst wenn man in der Lage ist, in die Mokassins eines anderen zu schlüpfen, kann man ein Gefühl für dessen Situation bekommen (► S. 158). Bevor man als Arzt jemanden behandelt, ist die Bereitschaft, sich selbst in Grundzügen kennenzulernen und ein Gefühl für andere Menschen (vor allem, wenn sie krank sind) zu entwickeln, eine Eingangsvoraussetzung sine qua non. Vom Beginn des Medizinstudiums an gilt es daher, die Maxime „Ich bin mein erster Patient" zu vermitteln, als eine hilfreiche Brücke bis zu dem Tag, an dem man beginnt, andere Menschen zu behandeln. Wie viel achtsamer und behutsamer, wie viel selbstkritischer und aufrichtiger und wie viel menschlicher und weniger überheblich und unnahbar würden angehende Ärzte ihren künftigen Patienten gegenübertreten, wenn sie gelernt hätten, sich vorzustellen, sie selbst wären an ihrer Stelle. Würde man Ärzte danach fragen, wie sie in einer medizinischen Fragestellung entscheiden würden, wenn sie selbst krank wären, würden sie so mache Maßnahme, die sie sonst im Brustton der Überzeugung medizinisch-wissenschaftlich und statistisch untermauern und den Patienten anempfehlen, in Zweifel ziehen und zurücknehmen. Ist man selbst betroffen, verändern sich auf wundersame Weise die Maßstäbe. Deshalb ist es wichtig, alles, was man einem anderen empfiehlt, auch für sich selbst zu überprüfen. Wissenschaftliche Erkenntnis, gesunder Menschenverstand und ein klares Gefühl für das, was man für sich selbst als stimmig und richtig erachtet, schließen sich nicht gegenseitig aus, sondern ergänzen einander. Sie bereiten der Medizin erst den Boden der vollständigen Wirklichkeit.

Die Maxime „Ich bin mein erster Patient" kann als Einladung verstanden werden, den eigenen Umgang mit Gesundheit und Krankheit auszuloten und so die eigenen Maßstäbe und das eigene Verhalten kennenzulernen, an dem sonst unbewusst die Patienten gemessen und beurteilt werden. Dazu gehört, sich mit den eigenen Ängsten und Unvollkommenheiten vertraut zu machen, denen sie in ihren Patienten wiederbegegnen. Am besten kann man einem anderen helfen, wenn man das, worunter er leidet, bereits selbst erfahren hat. Auf diese Weise lernt man, sich in den anderen einzufühlen, ihm neben medizinischer Professionalität auch menschliche Wärme, Aufmunterung, Mitgefühl und Empathie entgegenzubringen.

Menschen in den Heilberufen treffen zwangsläufig auf Patienten in medizinischen Grenzsituationen und Notfällen wie zum Beispiel auf der Intensivstation, oder sie finden sich in einer Ersten-Hilfe-Situation für einen Passanten wieder, der unerwartet mit einem Herz-Kreislauf-Stillstand auf der Straße liegt, oder sie begegnen Menschen im Sterbeprozess und sind mit dem Tod konfrontiert. Darauf müssen sie vorbereitet werden. Ärzte sollten bereits in der Ausbildung ausreichend Gelegenheit haben, sich mit den Grenzfragen des Lebens auseinanderzusetzen, und nicht völlig unvorbereitet ihrem ersten Toten begegnen, um dann hilf- und sprachlos am Bett eines Sterbenden zu stehen. Auch Ärzte müssen es erst lernen, die Konfrontation mit dem Lebensende auszuhalten, um nicht wegzuschauen, aus dem Mitgefühl herauszufallen oder in blindem Aktionismus eine Lebensverlängerung um jeden Preis zu versuchen, um nur ja nicht mit der Endlichkeit konfrontiert zu werden.

Eigentlich ist es skandalös und kaum zu verstehen, dass unsere Universitäten junge Ärzte auf kranke Menschen loslassen, denen zu keinem Zeitpunkt des Studiums die Möglichkeit zu Selbstreflexion und Selbsterkenntnis gegeben wurde. Nur in der Psychotherapie und in der Psychoanalyse ist Selbsterfahrung ein essenzieller Bestandteil der Ausbildung. Dabei spielen die feinen Interaktionen mit den Patienten generell eine wesentliche Rolle in Diagnostik und Therapie. Der bis heute praktizierte Verzicht auf Selbsterfahrung und Selbstreflexion im Medizinstudium und in der ärztlichen Fortbildung ist der zwangsläufige Ausdruck des herrschenden empirisch-objektiven und objekthaften Selbstverständnisses der Medizin. Er ist Ausdruck des technischen, atomistisch-molekularen Weltbilds und des Maschinenmodells des Menschen, in dem objekthaft Krankheiten behandelt werden und weniger kranke Menschen. Gelänge es jedoch, immer mehr die subjektive und intersubjektive Dimension (► S. 86, Abbildung 4.1.) in die an den Universitäten gelehrte Medizin zu integrieren, dann würde nicht nur die Krankheit, sondern der kranke Mensch selbst stärker in den Vordergrund treten. Dafür werden umso dringender Ärzte und Therapeuten gebraucht, die sich in Selbsterkenntnis und Selbstreflexion geübt haben. Die wissen, wer sie jenseits ihrer Selbstbilder sind, wie sie in der Welt erscheinen und wahrgenommen werden, wie sie agieren, wie sie „funktionieren“ und welche unbewussten Anteile und Konditionierungen, welche Bewertungsmaßstäbe und Urteile in ihnen existieren und aus welchen Quellen sie stammen.

Das Prinzip „nihil nocere“ (nicht schaden) wird in der Regel somatisch verstanden. Es muss aber notwendigerweise umso mehr auf der psychischen Ebene und auf der Beziehungsebene gelten, die so viel empfindsamer, anfälliger und verletzlicher ist als der Körper.

Selbsterfahrung dient dazu, die Menschen, die sich Ärzten in ihrer Not, in ihrem Schmerz und ihrem Kranksein anvertrauen, nicht unnötig und ungewollt zu verletzen, sondern sie, so gut es möglich ist, in allem zu unterstützen, was ihnen hilft.

Transpersonalität als spezifische Dimension des Menschseins

Die andere Seite der Selbsterfahrung ist die transpersonale Dimension – der Kern des menschlichen Bewusstseins, aus dem der Mensch das Erleben tiefster Verbundenheit schöpft, sich mit seinem Ursprung verbindet und Sinn für sein Leben bezieht.

Ärztinnen und Ärzten sollte die Möglichkeit gegeben werden, sich transpersonalen Fragestellungen zu nähern und Erfahrungsräume einer Ich-transzendierenden Bewusstseinsentwicklung zu schaffen, die den Bezugsrahmen für das persönliche und das ärztliche Handeln vertiefen und erweitern. Gerade angesichts der stark egozentrischen Struktur der Menschen in den modernen, westlichen Gesellschaften – eine Struktur, die sich unter anderem in Selbstsucht, Grenzüberschreitung, Übervorteilung und Gewinnsucht äußert – bietet die transpersonale Erfahrungsebene und Bewusstseinsentwicklung die einzigartige Möglichkeit, die eigene Ego-Struktur zu erkennen und zu relativieren. Die Ego-Struktur als jener Anteil der Persönlichkeit, der sich selbst für den Mittelpunkt des Universums hält und sich mit allem identifiziert, was seine Bedeutung unterstreicht. Die Struktur des Ego ist Identifikation (idem facere = sich gleich machen), sein Inhalt ist beliebig. Der Inhalt der Identifikation dient ausschließlich der Bedeutungserhöhung des Ego und ist abhängig von Persönlichkeit und Konditionierung und von persönlichen Wertvorstellungen, mit denen man sich identifiziert. Zu den häufigsten Inhalten zählen Macht, Geld oder Sex, und da sie so bedeutsam für das Selbstbild des Egos sind, beinhalten sie auch das größte Risiko für Abhängigkeiten. Die Inhalte der Ego-Struktur können durchaus auch negativer Art sein (zum Beispiel die Identifikation mit den Selbstbildern des Versagers, des Nicht-Geliebten, des

Schuldigen), solange sie seine Sucht nach Bedeutung befriedigen. So dienen negative Verhaltensweisen oft dazu, auf sich aufmerksam zu machen: Negative Bedeutung ist besser als gar keine Bedeutung.

Identifikationen zu erkennen und lösen zu können, bedeutet zu erkennen, wer oder was man ohne die Identifikation ist. Dieses Erkennen schafft den nötigen Freiraum, um aus den hart umkämpften Gefilden der Ego-Struktur heraus in ein ruhiges Fahrwasser des Seins zu gelangen. Jenseits der Identifikationen beginnt ein Prozess des Erkennens, wer man jenseits seiner Selbstbilder, Konditionierungen, jenseits der Ego-Struktur ist. Und dort öffnet sich ein weites, offenes Feld des Seins. Ärzte, die in einer transpersonalen Entwicklung stehen, finden leichter aus dem Getriebensein des persönlichen und beruflichen Alltags und Lärms heraus in ein in sich selbst ruhendes Gleichgewicht von Sein und Tun. Nicht zuletzt ist dies die beste Prophylaxe gegen Burnout, dem heute immer mehr Ärzte und Therapeuten erliegen, ebenso gegen Medikamenten- oder Drogenabusus, der immer häufiger als Folge von Überforderung und Sinnverlust bei Menschen in den Heilberufen anzutreffen ist.

Im Medizinstudium sollen angehende Ärzte geschult werden, mit kranken Menschen und das heißt mit allen menschlichen Dimensionen, Bedürfnissen und Anliegen umzugehen. Deshalb sollte Medizinstudenten schon während des Studiums die Möglichkeit gegeben werden, in einen Ich-transzendierenden Erkenntnis- und Erfahrungsprozess einzutreten. Für die Begleitung solcher spiritueller Prozesse sind Lehrer gefragt, die selbst tief in die transpersonale Erfahrungsdimension eingetaucht sind und die Dimensionen des Ich-transzendenten Bewusstseins kennen. Ein akademischer Zugang ist hier nur von geringem Wert. Techniken der Meditation, der meditativen Praxis, der Stille sowie Übungen von Achtsamkeit und Präsenz bieten die notwendigen methodischen Zugänge, die in die transpersonale Erfahrungsebene führen.

Schulung der Tiefenwahrnehmung, Achtsamkeitstraining und Meditation

Neben der Selbsttranszendenz als essenzielle Bewusstseinserfahrung, die den Horizont öffnet und weitet, spielt auch die Schulung der Tiefenwahrnehmung, das Erspüren „atmosphärischer“ Qualitäten und die offene Wahrnehmung von Achtsamkeitsfeldern eine wesentliche Rolle im ärztlich-therapeutischen Zugang und in der Begegnung mit den Patienten. Mit dem Begriff Tiefenwahrnehmung werden Wahrnehmungsmodi außerhalb der Sinneswahrnehmung beschrieben. Die Sensibilisierung der Tiefenwahrnehmung ist die Voraussetzung dafür, auch mit subtilen Qualitäten, Störungen, Mustern und Krankheitsmodalitäten in Resonanz zu kommen und sie bewusst wahrnehmen zu können. Die subtile Diagnostik solch „atmosphärischer“ krankheits- und heilungsrelevanter Qualitäten, die in einem nonverbalen, nicht sichtbaren Bereich liegen, erfordert die Schulung der Tiefenwahrnehmung.

Mit dem Erlernen von Tiefenwahrnehmung stellt sich wieder ein Gleichgewicht her zwischen Zielorientierung des Denkens und Handelns und der Wahrnehmung dessen, was sonst außerhalb des Fokus liegt. Im medizinischen Alltag sind es Ärzte gewohnt, mit medizinischen Fakten ziel- und ergebnisorientiert umzugehen, sodass sie darüber hinaus wenig wahrnehmen. Erst wenn man eine gewisse Unschärfe zulässt, aus der Ziel- und Ergebnisorientierung hinaustritt und das Bewusstsein sich dem öffnet, was auch sonst noch da ist, lassen sich die Dinge außerhalb des gewohnten Fokus erkennen. Das kann unter Umständen bedeuten, die Stimmung eines Patienten wahrzunehmen, Probleme, die er hat, zu erahnen oder zu bemerken, an welchen Stellen er vor Angst oder Unbehagen die Luft anhält und zurückschreckt. Das Verhältnis zwischen Zielorientierung und Tiefenwahrnehmung ist vergleichbar mit der Sehfähigkeit des Auges: Im Hellen kann das Auge gut fokussieren und durch die Detailschärfe verwischt die Umgebung – so haben die meisten Menschen gelernt zu denken und zu handeln. In der Nacht kann das Auge nicht mehr fokussieren und nimmt dann mit der Peripherie der Netzhaut die Umgebung war, auf Kosten des Fokus – genauso ist es mit der Tiefenwahrnehmung.

In Augenblicken des Wahrnehmens (des Innehaltens und des Nichttuns) entsteht ein Raum, in dem dank dieser Art der Wahrnehmung neue Erkenntnisse und Impulse jenseits der gewohnten Handlungsimpulse und -richtlinien auftauchen können. Einen Patienten mit einem umfassenderen Blick und gleichzeitig weniger Detailschärfe zu erfassen, wird neue Fragen aufwerfen und bisher noch nicht erkannte und berücksichtigte Perspektiven, Impulse und Handlungen zu Folge haben. Das daoistische *Wu Wei* (Tue das Nichttun) schafft einen solchen Wahrnehmungsraum, in dem der Wahrnehmende für einen Augenblick von Gedanken und Konzepten entlastet und befreit ist, wo er nur mit den Sinnen oder auch subtil atmosphärisch wahrnimmt, was gerade ist (▸ S. 188 ff.). Ärzte aus den Zwängen des stetigen Machens herauszuführen, bedeutet auch, sie von dem Druck zu befreien, unter dem sie stehen. Es bedeutet zum Teil aber auch, sich von Mustern, mit denen man sich selbst unter Druck setzt, zu verabschieden. Aus diesen konditionierten Zwängen und Mustern herauszutreten, kann das Missverhältnis zwischen Tun und Nichttun, zwischen ziel- und ergebnisorientiertem Handeln und ergebnisoffener Wahrnehmung zugunsten eines neuen, gesunden Gleichgewichts auflösen.

Die meditative Selbsterfahrung übt die Wahrnehmung gedankenleerer und unkonditionierter Achtsamkeitsfelder, die in bestimmten spirituellen Traditionen, für den rationalen Verstand meist missverständlich, als Leere bezeichnet werden. In diesen Achtsamkeitsfeldern wird eine Wahrnehmung des Patienten aus der Stille heraus, das heißt jenseits von Vorstellungen über den Patienten und seine Krankheit, und eine Art ungetrennte Verbundenheit mit ihm erfahrbar. In der Gedankenstille dieses Achtsamkeitsfeldes liegt ein hohes Maß an achtsamer Präsenz, die einem rezeptiven „Organ" in der Arzt-Patienten-Begegnung vergleichbar ist. In der Haltung achtsamer Präsenz treten die eigene Intention, eigenes Wollen, eigene

Vorstellungen, Worte, Überzeugungen und gelerntes Wissen in den Hintergrund und machen den Raum frei für die subtile Wahrnehmung des Patienten. Jenseits von Bewertungen und Vorstellungen können in diesem Feld achtsamer Präsenz Fragen, Antworten und Impulse aufsteigen, die noch völlig ursprünglich und originär sind, da sie noch nicht durch die Filter mentaler Beeinflussung, Voreinstellung und Selektion gegangen sind.

Dieses Achtsamkeitsfeld ist für den Geübten ein offener Wahrnehmungsraum, aus dem oft wesentliche Aspekte und Impulse für den Heilungsprozess aufscheinen, die dem speziellen Hintergrund, dem Anliegen sowie den Ängsten und Erwartungen des Patienten entsprechen und seine ganz persönliche Farbe haben. Das, was im offenen Wahrnehmungsraum aufscheint, liegt oft jenseits des medizinischen Wissens von Pathologie, Diagnostik und Therapie und entfaltet eine durchdringende, alle medizinischen Maßnahmen beeinflussende Kraft, die ganz wesentlich im gesamten Setting zu berücksichtigen ist. Dem Erfahrenen wird dieses innere Stillwerden und Lauschen zur zweiten Natur. Es braucht keine zusätzliche Zeit, weil es sich unterschwellig zu einer inneren Haltung in der Begegnung mit den Menschen entwickelt. Parallel dazu bleibt die kognitive Erkenntnisebene in voller Aufmerksamkeit und Wachheit.

Im Wissen um das Meer aller Möglichkeiten, das die moderne Physik Erwartungs- oder Informationsfeld nennt, wird das subtile „Achtsamkeitsfeld Arzt-Patient" zur schöpferischen Quelle von Gesundheit. Schöpfen wir aus dieser Quelle, ist jenseits des physisch-biologischen Horizonts aufgrund der grenzenlosen Potenzialität der Feldqualität weit mehr möglich, als wir uns gewöhnlich vorzustellen wagen. So ist das rezeptive „Organ Achtsamkeitsfeld" der subtilen Wahrnehmung gleichzeitig ein höchst potentes, kreatives heilendes Feld.[21] Welche Heilungsprozesse sich von dort aus realisieren, welche Faktoren im Erwartungsfeld die Oberhand gewinnen – die krankhaften somatischen Gegebenheiten, die sich als Erwartungsimpulse durchsetzen und die Krankheit immer wieder rekonstruieren, oder Faktoren und Einflüsse auf der Beziehungsebene oder Faktoren wie Heilungserwartungen, Hoffnungen, Verzweiflung, Mutlosigkeit oder Sinnerfüllung und Zuversicht –, lässt sich nicht willentlich bestimmen. Sonst bräuchte man sich ja nur gesund zu wünschen. Die Erfahrung jedoch zeigt, dass das Universum kein Selbstbedienungsladen ist.

Da jeder Heilungsprozess vor dem Hintergrund dieses immateriellen Informationsfeldes geschieht, der grundlegender als der physikalisch-materielle Prozess ist, eröffnen sich jedoch weiterführende Dimensionen der Heilung. Heilung lässt sich fördern und einladen, sofern alle Vorzeichen vonseiten des Patienten, seiner Umgebung und seiner Ärzte auf Heilung stehen – wenn sich die innere Haltung aller Beteiligten auf einen möglichen Heilungsprozess ausrichtet. Und wenn gleichzeitig alle Erwartungsfaktoren minimiert werden, die den Heilungsprozess unterminieren und behindern. Teil dieses heilenden Informationsfeldes sind alle Arten therapeutischer Maßnahmen und Interventionen: schulmedizinisch oder komplementärmedizinisch, somatisch, psychologisch oder spirituell. Sie alle sind integraler Bestandteil sich gegenseitig überlappender Informationsfelder in jedem einzelnen Heilungsprozess.

Das heißt nicht, dass man Heilung „machen" kann. Wir können uns jedoch der Heilung öffnen – Heilung grundsätzlich für möglich halten –, auch wenn die statistischen Daten dagegen sprechen, denn es geht bei der Zukunft eines kranken Menschen nicht um einen statistischen Mittelwert, sondern um ein Einzelschicksal, das selbst bei statistisch belegter 99-prozentiger Letalität einem Prozent der Betroffenen das Leben schenkt. Diese Haltung, Heilung vonseiten des Patienten und der Ärzte grundsätzlich für möglich zu halten, kann wiederum die statistischen Krankheitsdaten verändern. Sich dem Heilungsprozess zu öffnen, bedeutet, sich dem Geschenk, das niemand willentlich bewirken kann, zu öffnen – und zu danken, wenn es geschieht.

Anmerkungen

1. Die Spirale der Entwicklung (nach Don Beck und Christopher Cowan: *Spiral Dynamics: Mastering Values, Leadership, and Change*. Blackwell Publishers, Cambridge, Massachusetts 1995
2. Einherz – Gemeinschaft für Medizin mit Liebe (www.einherz.at)
3. Medizin und Menschlichkeit e. V. (www.medizinundmenschlichkeit.de)
4. Medizin mit Herz und Hand (www.medizinmitherzundhand.de)
5. Berberat P.O.: *Selbstreflexion als Ausbildungsziel*. Deutsches Ärzteblatt 2010;107(39):C 1623 f.
6. A.a.O., C 1624
7. Ebd.
8. In der Schweiz gibt es einen Selbsttest SAMED im Vorfeld des Medizinstudiums (https://samed.unifr.ch/EMS/startlang14de.html)
9. Hoffmann S.O.: *Viktor von Weizsäcker: Arzt und Denker gegen den Strom*. Deutsches Ärzteblatt 2006;103(11):A 672–A674
10. Betrachtet man den physischen Körper aus dem Blickwinkel quantenphysikalischer Erkenntnisse, dann ist die körperliche Materie eine Konkretisierung vorhandener Möglichkeiten im Informationsfeld – also „kondensierte", „auskristallisierte" Form von Bewusstsein. Die Psyche, als subtilere Manifestation des Informationsfeldes, erweitert und umhüllt die vegetativ-physische Existenz durch die Qualitäten von Affekt und Kognition. Das psychische Bewusstseinsfeld des Menschen ist auf die Personalität innerhalb des begrenzten physischen Körpers und auf die Ich-Identifikation begrenzt. Das transpersonale Bewusstsein erweitert die personale Bewusstseinsebene in den transpersonalen Raum, in dem wie im Informationsfeld selbst die Raum-Zeit-Dimension aufgehoben ist und der Mensch in umfassender Verbundenheit und Einheit existiert.
11. Beispiele für nonlokale Phänomene sind PEAR (Princton Engineering Anonalies Research)-Studie (Bewusstsein beeinflusst das Ergebnis von Zufallsgeneratoren), vgl. Bösch J.: *Spirituelles Heilen und Schulmedizin*. Lokwort, Bern 2002, S. 58 f.; Global Consciousness Projekt von PEAR (Informationen unter: http://noosphere.princeton.edu); *Nonlokale Wirkung von Bewusstsein auf Zellen der Mundschleimhaut*, in: Platsch K.-D.: *Was heilt – Vom Menschsein in der Medizin*. Theseus, Stuttgart 2007, S. 138; *NCTT (non-contact therapeutic touch)*, in: Levin J.: *God, Faith and Health*. John Wiley & Sons, New York 2001, S. 187 f.; zum Thema Gebetstudien vgl.Platsch K.-D.: *Was heilt – Vom Menschsein in der Medizin*. Theseus, Stuttgart 2007, S. 145 ff.
12. Platsch K.-D.: *Was heilt – Vom Menschsein in der Medizin*. Theseus, Stuttgart 2007, S. 142 ff.
13. A.a.O., S. 145f.

14. Sowohl die Quantenphysik als auch die Feldtheorie sind für die Erforschung der Nonlokalität die wissenschaftlichen und experimentellen Stützen, denn sie konnten zeigen, dass im Feldgeschehen die Raum-Zeit-Dimension der klassischen Physik aufgehoben ist. So erklären sich nonlokale Phänomene, indem jenseits der materiellen Struktur raum- und zeitlose Informationsfelder auf die materielle-organische Struktur in Raum und Zeit wirken.
15. Professur für Spiritual Care der LMU München (www.klinikum.uni-muenchen.de/Klinik-und-Poliklinik-fuer-Palliativmedizin/de/professur-fuer-spiritual-care/index.html)
16. Bohrer T., Schmidt M., Rüter G., Könighausen J.-H.: *Die Schwester der Medizin – Warum wir heute wieder ein Philosophicum brauchen.* Deutsches Ärzteblatt 2010;107(51–52):A 2591 f.
17. A.a.O., S. A 2592
18. Ebd.
19. Tretter F.: *Materialistische Menschenbilder in der Medizin und der Bedarf an Philosophie.* Bayerisches Ärzteblatt 2007;2:99
20. Diegelmann C.: *Diagnose Krebs – Ressourcen gegen die Angst.* Vortrag auf der Arbeitstagung 2010 der Internationalen Gesellschaft für Tiefenpsychologie in Lindau am 3.11.2010
21. Vgl. Platsch K.-D.: *Das heilende Feld – Was Sie selbst für Ihre Heilung tun können.* O.W. Barth, Frankfurt a.M. 2009

Anhang

Quellenverzeichnis

Aktionsbündnis Patientensicherheit e.V. (Hrsg.): *Aus Fehlern lernen.* KomPart Verlagsgesellschaft, Bonn 2008

Amanzio M., Pollo A., Maggi G., Benedetti F.: *Response variability to analgesics: a role for non-specific activation of endogenous opioids.* Pain 2001;90:205–215

Ankowitsch E.: *Vertrauen über Jahrzehnte weggespart.* Deutsches Ärzteblatt 2013;110(42):C 1680

Antonovsky A.: *Salutogenese – Zur Entmystifizierung der Gesundheit.* Dgvt, Tübingen 1997

Balint M.: *Der Arzt, der Patient und die Krankheit.* Klett, Stuttgart 1965

Bauer J.: *Prinzip Menschlichkeit: Warum wir von Natur aus kooperieren.* Heyne, München 2008

Baumgart J.: *Ärzte und informierte Patienten – Ambivalentes Verhältnis.* Deutsches Ärzteblatt 2010;107(51–52):C2173 ff.

Bebb C. et al.: *A cluster randomized controlled trial of the effect of a treatment algorithm for hypertension in patients with type 2 diabetes.* British Journal of General Practice 2007;57:136–143

Beck D., Cowan C.: *Spiral Dynamics: Mastering Values, Leadership, and Change.* Blackwell Publishers, Cambridge, Massachusetts 1995

Beecher H.: *The powerful placebo.* Journal of the American Medical Association 1995(159):1602

Benedetti F., Mayberg H.S., Wager T.D., Stohler C.S., Zubieta J.-K.: *Neurobiological mechanisms of the placebo effect.* Journal of Neuroscience 2006;25:10390–10402

Benedetti F. et al.: *Conscious Expectation and Unconscious Conditioning,* in: *Analgesic, Motor, and Hormonal Placebo/Nocebo Responses.* The Journal of Neuroscience 2003;23(10):4315–4323

Berberat P.O.: *Selbstreflexion als Ausbildungsziel.* Deutsches Ärzteblatt 2010;107(39):C 1623 f.

Berner-Hürbin A.: *Hippokrates und die Heilenergie*. Schwabe, Basel 1997

Binsack C., Liebsch H., Raabe K., Sachs C.: *Der Placeboeffekt – Glaube als Medizin?* Skript zur WDR-Sendung „Quarks & Co" im Februar 2005

Bösch J.: *Spirituelles Heilen und Schulmedizin*. Lokwort, Bern 2002

Bohrer T., Schmidt M., Rüter G., Könighausen J.-H.: *Die Schwester der Medizin – Warum wir heute wieder ein Philosophicum brauchen*. Deutsches Ärzteblatt 2010;107(51–52):A 2591 f.

Diegelmann C.: *Diagnose Krebs – Ressourcen gegen die Angst*. Vortrag auf der Arbeitstagung 2010 der Internationalen Gesellschaft für Tiefenpsychologie in Lindau am 3.11.2010

Ertl G.: *Leitlinien dürfen Ärzte nicht einengen*. Deutsches Ärzteblatt 2008;105(7):A 317, B 286, C 282

Gerlof H.: *Die Frage, wann Leben beginnt, wird im jüdischen Glauben ganz anders beurteilt als im Christentum*. Ärztezeitung-Online vom 6.7.2001 (www.aerztezeitung.de)

Geuenich K.: *Alkohol- und Medikamentenmissbrauch bei Ärzten. Gefährliche Stressbewältigung*. Deutsches Ärzteblatt 2011;108(3): C 68 f.

Gottschlich M.: *Medizin und Mitgefühl – Die heilsame Kraft empathischer Kommunikation*, 2. Aufl. Böhlau, Wien, Köln, Weimar 2007

Grossarth-Maticek R.: *Systemische Epidemiologie und präventive Verhaltensmedizin chronischer Erkrankungen*. De Gruyter, Berlin 1999

Hartzband P., Groopman J.: *Money and the Changing Culture of Medicine*. New England Journal of Medicine 2009;360:101–103

Hayes S.: *Get out of your mind and into your life – The new acceptance and commitment therapy*. New Harbinger Publications, Oakland 2005

Hoffmann S.O.: *Viktor von Weizsäcker: Arzt und Denker gegen den Strom*. Deutsches Ärzteblatt 2006;103(11):A 672–A674

Jung C.G.: *Archetyp und Unbewusstes*, Grundwerk Band 2. Walter, Olten und Freiburg 1984
Jung C.G.: *Persönlichkeit und Übertragung*, Grundwerk Band 3. Walter, Olten und Freiburg 1984
Kabat-Zinn J.: *Gesund durch Meditation: Das große Buch der Selbstheilung durch MBSR*. Knaur, München 2013
Kaitin K., DiMasi J.A.: *Pharmaceutical innovation in the 21st century: New drug approvals in the first decade*, 2000–2009. Clinical Pharmacology and Therapeutics 2011;89:183–188
Kammerer T. (Hrsg.): *Traumland Intensivstation – Veränderte Bewusstseinszustände und Koma*. Books on Demand, Norderstedt 2006
Kappauf H.: *Wunder sind möglich – Spontanheilung bei Krebs*. Herder, Freiburg 2003
Kaptchuk T.J.: *The double-blind randomized, placebo controlled trial: Gold standard or golden calf?* Journal of Clinical Epidemiology 2001;54:541–549
Kaptchuk T.J. et al.: *Components of placebo effect: randomised controlled trial in patients with irritable bowel syndrome*. British Medical Journal 2008;336(7651):999–1003
Kühlein T., Freund T., Joos S.: *Patientenorientierte Medizin. Von der Kunst des Weglassens*. Deutsches Ärzteblatt 2013;110(48):C 1966–C1968
Levin J.: *God, Faith and Health*. John Wiley & Sons, New York 2001
Linder R., Ahrens S., Köppel D., Heilmann T., Verheyen F.: *Nutzen und Effizienz des Disease-Management-Programms Diabetes mellitus Typ 2*. Deutsches Ärzteblatt 2011;108(10):155–62
Luparello T.J., Leist N., Lourie C.H., Sweet P.: *The Interaction of Psychologic Stimuli and Pharmacologic Agents on Airway Reactivity in Asthmatic Subjects*. Psychosomatic Medicine 1970;32:509–514
Luthe I.: *Für menschliche Zuwendung ist keine Zeit mehr*. Deutsches Ärzteblatt 2010;107 (44):C 1873 f.
Martinson B.C., Anderson M.S., de Vries R.: *Scientists behaving badly*. Nature 2005;435:737–738

Meißner M.: *GKV-Finanzierung – Fortschritt treibt die Kosten*. Deutsches Ärzteblatt 2010;107(39):C 1597

Melchart D., Linde K., Streng A., Reitmayr S., Hoppe A., Brinkhaus B., Becker-Witt C., Wagenpfeil S., Pfaffenrath V., Hammes M., Willich S.N., Weidenhammer W.: *Acupuncture Randomized Trials (ART) in Patients with Migraine or Tension-Type Headache – Design and Protocols*. Forschende Komplementärmedizin und klassische Naturheilkunde 2003;10:179–184

Nelting M.: *Burnout – Wenn die Maske zerbricht*. Mosaik bei Goldmann, München 2010

Niroomand F.: *Evidenzbasierte Medizin: Das Individuum bleibt auf der Strecke*. Deutsches Ärzteblatt 2004;101(26):A 1870–A 1874

Platsch K.-D.: *Was heilt – vom Menschsein in der Medizin*. Theseus, Stuttgart 2007

Platsch K.-D.: *Die fünf Wandlungsphasen. Das Tor zur chinesischen Medizin*, 2. Aufl. Elsevier/Urban & Fischer, München 2008

Platsch K.-D.: *Was heilt – die tieferen Dimensionen im Heilungsprozess*. Knauer TB, München 2009

Platsch K.-D.: *Das heilende Feld – Was Sie selbst für Ihre Heilung tun können*. O.W. Barth, Frankfurt a.M. 2009

Platsch K.-D. (Hrsg.): *Medizin und Mitgefühl*. Books on Demand, Norderstedt 2010

Platsch K.-D.: Entwicklung und Stufen nach heilsamer Anteilnahme, in: Platsch, K.-D. (Hrsg.): *Medizin und Mitgefühl*. Books on Demand, Norderstedt 2010

Platsch K.-D.: *Psychosomatik in der Chinesischen Medizin*, 2. Aufl., Studienausgabe. Elsevier/Urban & Fischer, München 2012

Rabbata S.: *Ärzte mögen ihren Beruf – sind aber frustriert*. Deutsches Ärzteblatt 2008;105(44):A 2311

Richter-Kuhlmann E.A.: *Bessere Diagnostik durch mehr Redezeit*. Deutsches Ärzteblatt 2004;101(33):A2224 f.

Rieser S.: *Gutachterkommissionen und Schlichtungsstellen: Vorsichtige Öffnung hin zu mehr Transparenz*. Deutsches Ärzteblatt 2001; 98(51–52):3424

Rieser S.: *Arzthaftungsrecht. Die Relevanz medizinischer Leitlinien nimmt zu.* Deutsches Ärzteblatt 2005;102(12)

Rieser S.: *Übertragung von Studienergebnissen in die Versorgung.* Deutsches Ärzteblatt 2009;106(5):170

Russek L.G., Schwartz G.E: *Perceptions of parental caring predict health status in midlife: A 35-year follow-up of the Harvard Mastery of Stress Study.* Psychosomatic Medicine 1997;59(2):144–149

Sari A., Sheldon T.A., Cracknell A.: *Extent, nature and consequences of adverse events: results of a retrospective casenote review in a large NHS hospital.* Quality and Safety in Health Care 2007;16:434–439

Schott, H.: *„Ethik des Heilens" versus „Ethik der Menschenwürde".* Deutsches Ärzteblatt 2002;99(4):A 172 ff.

Shapiro R., Simpson D., Lawrence S.: *A Survey of Sued and Non-Sued Physicians and Suing Patients.* Archives of International Medicine 1989(149):2190–2196

Taylor J.B.: *Mit einem Schlag. Wie eine Hirnforscherin durch ihren Schlaganfall neue Dimensionen des Bewusstseins entdeckt.* Knaur, München 2008

Tretter F.: *Materialistische Menschenbilder in der Medizin und der Bedarf an Philosophie.* Bayerisches Ärzteblatt 2007;2:99

Van den Bussche H. et al.: *Die ärztliche Versorgung von Pflegeheimbewohnern in Deutschland.* Zeitschrift für Allgemeinmedizin 2009;85:240–246

Van den Bussche H. et al.: *Organisationsformen der hausärztlichen Versorgung von Pflegeheimbewohnern in Deutschland und im benachbarten Ausland.* Zeitschrift für Allgemeinmedizin 2009;85:296–301

Wagner H.: *Individualisierte Medizin – Möglichkeiten und Grenzen.* Vortrag vor der Bayerischen Akademie der Wissenschaften in München am 5.7.2011

Warnke U.: *Quantenphilosophie und Spiritualität.* Scorpio, München 2011

Wilber K.: *Ganzeitlich handeln.* Arbor, Freiamt 2001

Wilber K.: *Das Gute, das Schöne, das Wahre: Geist und Kultur im 3. Jahrtausend.* Fischer TB Verlag, Frankfurt a.M. 2002

Willich S.N.: *Randomisierte kontrolliert Studien. Pragmatische Ansätze erforderlich.* Deutsches Ärzteblatt, 2006;103(39):A 2524–A2529

Willich S.N.: *Individualmedizin – Utopie oder Chance?* Deutsches Ärzteblatt 2009; 106(10):A450–A452

Wissenschaftlicher Beirat der Bundesärztekammer: Stellungnahme „Placebo in der Medizin" vom 25.3.2010, Deutsches Ärzteblatt 2010;107(28–29):A 1417–A 1421 (vollständiger Text: www.bundesaerztekammer.de/downloads/StellPlacebo2010.pdf)

Wockenfuß R.: *Überprüfung der Reliabilität der ICD-10 in der Allgemeinmedizin.* Dissertation an der Medizinischen Fakultät der Universität Leipzig 2011

Woolley A.W., Chabris C.F., Pentland A., Hashmi N., Malone T.W.: *Evidence for a Collective Intelligence Factor in the Performance of Human Groups*, Science 2010;330:686–688

Zylka-Menhorn V.: *Forschungsbetrug – Jeder Dritte ist unredlich.* Deutsches Ärzteblatt 2005;102(26):A 1853 f.

Danksagung

Mein ganzer Dank gilt dem Geheimnis des Lebens selbst.
Zahlreiche inspirierende und meinen Horizont erweiternde Begegnungen mit Menschen aus Medizin, Wissenschaft, Philosophie und Spiritualität haben meinen Lebensweg und meine ärztlich-medizinische Arbeit begleitet und mich mit großem Reichtum unterstützt, wofür ich zutiefst dankbar bin.
Neben diesen Lehrern, Lehrerinnen und Freunden danke ich für das gemeinsame Lernen und Weitergehen auch all meinen Patientinnen und Patienten sowie all den Menschen, die ich in ihrer heilberuflichen und persönlichen Entwicklung begleiten durfte.Mit steter Liebe und Weisheit begleitet mich Anna, meine Gefährtin. Freude und Dank ...
Rolf Lenzen vom Verlag Systemische Medizin danke ich für seine vorbehaltlose Offenheit dem Manuskript gegenüber und die Bereitschaft, es redaktionell zu bearbeiten und das Buch in seiner vorliegenden Fassung zu veröffentlichen. Lisa Lorz hat mich in hoher Genauigkeit und Sensibilität als Lektorin in der letzten Phase der Buchbearbeitung begleitet.
Danke ...

Stichwortverzeichnis

A

F

G

J

K

L

M

N

O

P

Q

R

S

Z